Ultrasound Guided Regional Anesthesia

超声引导区域麻醉

主　编　〔美〕斯图尔特·A.格雷特
　　　　　　　大卫·B.奥勇

主　译　郭瑞君

天津出版传媒集团

天津科技翻译出版有限公司

著作权合同登记号：图字：02-2015-24

图书在版编目（CIP）数据

超声引导区域麻醉／（美）斯图尔特·A.格雷特
（Stuart A. Grant），（美）大卫·B.奥勇
（David B. Auyong）主编；郭瑞君等译. —天津：天
津科技翻译出版有限公司，2017.8
书名原文：Ultrasound Guided Regional
Anesthesia
ISBN 978-7-5433-3721-3

Ⅰ.①超… Ⅱ.①斯… ②大… ③郭… Ⅲ.①超声应
用-局部麻醉 Ⅳ.①R614.3

中国版本图书馆 CIP 数据核字（2017）第 149304 号

中文简体字版权属天津科技翻译出版有限公司。

授权单位：Oxford Publishing Limited
出　　版：天津科技翻译出版有限公司
出 版 人：刘 庆
地　　址：天津市南开区白堤路 244 号
邮政编码：300192
电　　话：(022)87894896
传　　真：(022)87895650
网　　址：www.tsttpc.com
印　　刷：山东临沂新华印刷物流集团有限责任公司
发　　行：全国新华书店
版本记录：787×1092　16 开本　8.5 印张　200 千字
　　　　　2017 年 8 月第 1 版　2017 年 8 月第 1 次印刷
　　　　　定价：98.00 元

（如发现印装问题，可与出版社调换）

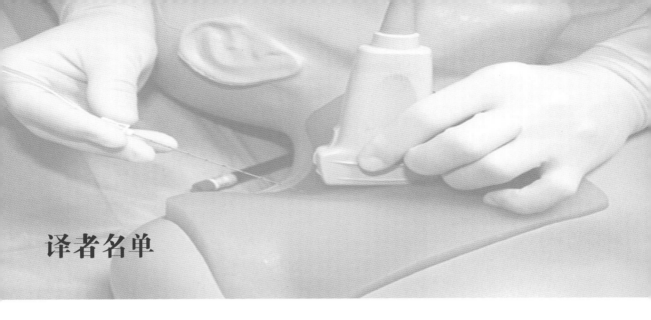

译者名单

主 译 郭瑞君

译 者 (按姓氏笔画排序)

巩丽焕　曲 鹏　朱 迎　刘 琦

孙 宏　李明秋　宋 倩　张 岩

张 谱　张玲玲　范春芝　曹 文

康 丽　戴欣欣

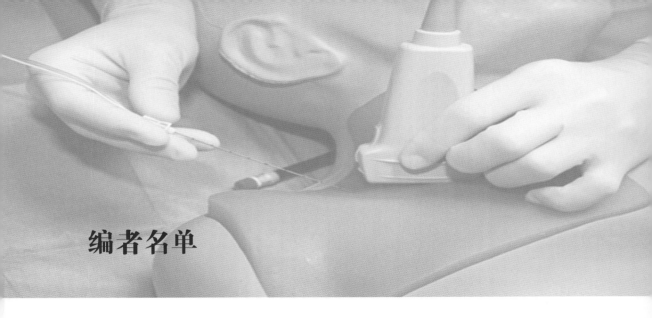

编者名单

Jim Benonis, MD
Presbyterian Anesthesia Associates
Charlotte, NC

Dara S. Breslin, MB, FFARCSI
Consultant Anaesthetist, Senior Lecturer
Department of Anaesthesia
St. Vincent's University Hospital
Dublin, Ireland

Jeffrey Gonzales, MD, MA
Attending Anesthesiologist
Division of Regional Anesthesia and Orthopedics
Department of Anesthesiology
Lutheran General Hospital
Park Ridge, IL

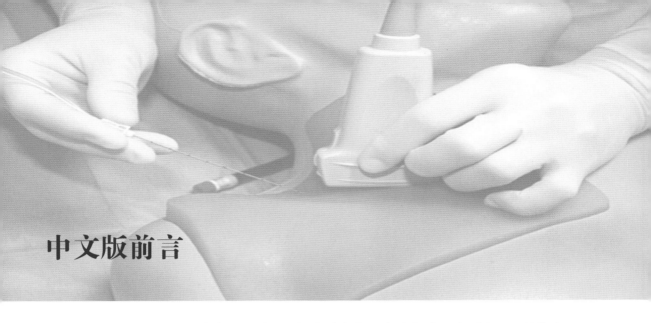

中文版前言

　　近二十年来,肌骨超声发展迅速,不仅受到患者及广大超声医师重视,而且越来越受到风湿免疫科、疼痛科、麻醉科、康复科及中医科等临床科室的欢迎,在临床诊断及治疗过程中的作用越来越重要,甚至成为某些疾病诊断及治疗的金标准。可视化诊疗技术日益成为超声医师及临床医师的重要工具,其中超声引导神经阻滞麻醉是重要内容,广泛应用于外周神经阻滞麻醉、急慢性疼痛的诊断及治疗以及各种疑难杂症的镇痛。

　　本人自上世纪 90 年代初开始从事肌肉骨骼超声研究,并在全国推广应用。2015年开始,将肌骨超声推广到康复医学、疼痛医学,并成立全国康复医学肌骨超声协作组。2017 年开始探讨可视化肌肉骨骼超声诊疗技术在中医诊疗中的应用。推广过程中关于神经阻滞麻醉常常遇到问题,即超声医师熟悉外周神经超声解剖及图像,但对颈椎、腰椎等处的神经认知有一定困难;而麻醉科医师恰恰相反,熟悉颈椎、腰椎阻滞,但对外周神经超声解剖及图像有一定误区。正在苦于如何解决之时,出版社向我推荐了 *Ultrasound Guided Regional Anesthesia* 一书,书中精美的图片及详细的描述吸引了我,本书既能满足超声医师的需求,又能弥补临床医师的不足。正如本书前言所说,在探索超声引导阻滞麻醉的道路上,我们犯过错误,希望能够藉由此书节省读者在区域麻醉实施上的时间和精力。

　　最后,感谢作者如此精美的作品;感谢科室全体同事的辛勤劳动与付出;感谢出版社的支持与合作;感谢家人的大力支持。水平有限,不妥之处,还请批评指正。

2017 年 6 月 2 日

于北京朝阳医院超声医学科

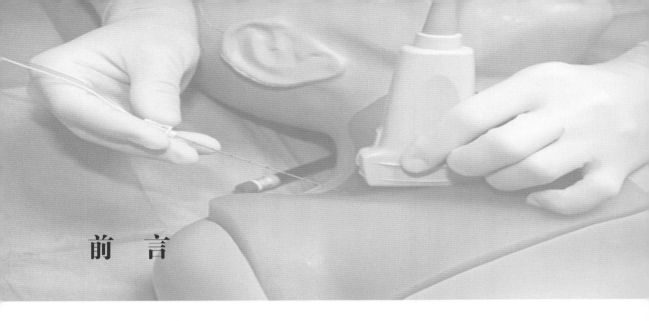

前　言

　　本书建立在区域麻醉临床和教学实践基础上。在探索超声引导区域麻醉的道路上，我们曾经犯过一些错误，我们希望能够藉由此书节省读者在区域麻醉实施上的时间和精力。

　　本书与其他类似著作的不同之处在于分步描述、循序渐进。我们将日常临床工作和教学内容加以整理，成为这本实用的操作指南。单独的神经阻滞有许多方法，我们介绍的是经过多年临床实践和教学验证过的一些简单方法，以期读者能够顺利实施。

　　神经阻滞具体相关内容在本书第 2 章(上肢)、第 3 章(下肢)与第 4 章(躯干及脊柱)有详细介绍，但我们希望读者能够先阅读第 1 章，此章介绍的是如何做好超声引导区域麻醉而不是如何操作。

　　本书包含已经发表过的有关大体解剖学、物理学、药学以及神经生理学的相关参考文献，由于这些参考文献目前在网上容易查找，因此我们没有在每一章节最后一一列举。这部分的研究日新月异，不断进展，此书可用于日常临床指导，但不可用于学习解剖。医学生通过学习解剖能够更好地掌握超声引导下区域麻醉的技能。

　　感谢家人和同事在本书编著期间给予的关心和帮助，感谢参与者的热情和友好，最后感谢来自美国和苏格兰的老师们的悉心指导，谢谢！

斯图尔特·A.格雷特

大卫·B.奥勇

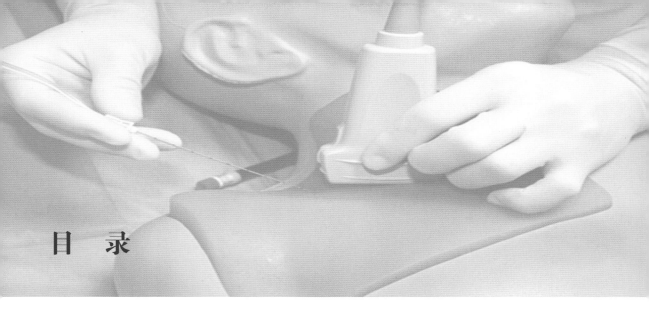

目 录

第 1 章
超声引导神经阻滞基本原理

David Auyong, Stuart Grant

超声在手术患者的区域麻醉中发挥着重要作用,可引导麻醉和术后镇痛。既往通过传统的定位技术(异感定位或神经刺激定位)进行的神经阻滞手术,现在几乎都能够通过实时超声来引导。与其他的定位技术不同,超声能够监测到神经和周围组织,甚至能够显示穿刺针和局部麻醉药。

超声是目前已知的最便利的引导方式,本章介绍其基本原理。

基础超声物理学及超声设备设置

超声图像的产生

超声波是电流通过压电元件时产生的高频波,这些元件通过高频振动产生超声波。超声波离开探头进入人体,根据进入部位的不同进行反射、折射以及散射和吸收。超声探头接收反射的超声波,产生超声图像(图 1.1)。实际上,超声波是人体组织的反射波,不同组织反射程度不同,所以成像清晰度也不同。例如,当针尖或神经与超声波的夹角为 90°时,图像将比夹角为 45°时显示得更清晰。

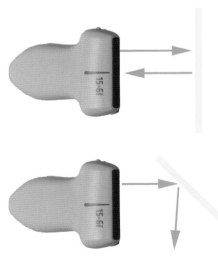

图 1.1　组织反射产生超声信号。与声束垂直的组织产生最大的反射。神经或针尖与声束不垂直时只能产生少量的反射。

探头选择

几乎所有麻醉和血管介入操作都可选

择高频线阵探头,其中又有多种选择。首先,线阵探头有不同的型号;区域麻醉中,探头合适尺寸为 25~50mm(图 1.2)。探头越小,越适合年龄较小的患者。然而,小探头成像视野小,所以很难监测针尖的移动范围。

其次,每个探头都有特定频率,通常为 5~15MHz。一般频率越高,图像分辨率越高;频率越低,穿透力越强。

当选择特定探头实施麻醉时,能产生>9MHz 频率的线阵探头都可使用。我们推荐使用适合患者尺寸的最宽的探头,因为其能够实时显示针尖以及周围组织(肺、血管、肌肉)。可用高频线阵探头的神经阻滞包括肌间沟、锁骨上、锁骨下、腋窝、股骨间、腘窝坐骨神经及大隐静脉。

凸阵探头也有不同尺寸,其频率低,因此能够显示深部组织。凸阵探头在脊柱、棘突旁组织、坐骨神经、锁骨下神经阻滞中有重要作用。有的凸阵探头能够提供宽大的视野,但伪像明显,适用于坐骨神经和脊柱成像(图 1.2)。其余的小凸阵探头适用于深部组织成像,伪像较小,可用于狭小间隙成像。

频率

每个探头都有特定频率。一般频率越高,图像质量越好;频率越低,穿透力越强

(图 1.3)。高频探头穿透力较弱,低频探头由于波长较长,因此轴向分辨率较差。高频探头有良好的轴向分辨率,即超声图像上两点之间显示更清晰。浅丛阻滞适用高频探头而深丛阻滞适用低频探头。一些厂家将频率设置简化为三种:

- 一般(Gen):一般频率,适用于大部分阻滞。
- 分辨率(Res):高频,适用于浅丛阻滞。
- 穿透力(Pen):低频,适用于深丛阻滞。

每个探头的频率和穿透力都可以通过这三种设置来调节。

深度

调节深度使目标神经显示在屏幕正中。大部分超声图像事先将病灶区域调整到视野正中,正确的焦点位置能够提供更好的侧向分辨率。调节深度选项使针尖和神经显示在屏幕正中。一些超声仪器需要手动设置。

焦点

超声声束能够聚集,就如同摄像机镜头的光束对焦一样。当超声图像没有完全聚焦时,图像显示不清。正确的聚焦能够使侧向分辨率更好(图 1.4)。一些仪器能够设

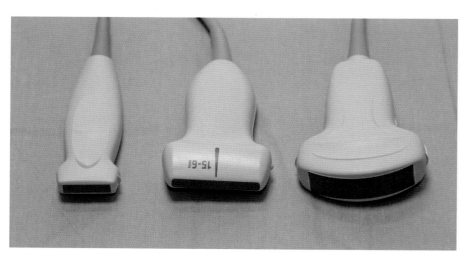

图 1.2　左侧为大的高频线阵探头,中间为小的高频探头,右侧为大的低频凸阵探头。

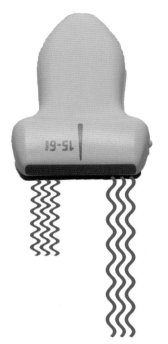

图1.3 使用高频探头达到最佳轴向分辨率。高频探头发射的声波短,可以区分较小的结构。缺点是穿透力弱。波长短/频率高的声波消耗的能量多,穿透力弱。

置焦点区域,其图标是个小箭头,一般位于超声图像右侧,能够在1~5之间调节。焦点区域应该设置在与神经或者血管相同的深度。一些仪器简化设置为自动调节,此类仪器在屏幕右侧没有小箭头指示。焦点区域位于图像正中,因此应调节聚焦深度使目标组织位于图像正中。

增益

增益可调节图像亮度。增益调节没有特定的规则。每个患者的增益调节都不同,具体方法如下:

1.调节屏幕亮度,使血管显示为暗区或无回声;

2.太大的增益易导致伪像,如混响效应,阻挡目标结构显示;

3.由于深部组织的声衰减,可适当提高深部增益(图1.5)。

时间增益补偿(TGC)

TGC能够在不同水平调节增益(图像亮度)。一些仪器有滑动按钮来实现此功能,而另一些仪器则通过按键调节。通常远端图像(屏幕底部)比近端图像(屏幕顶部)暗,因此应使远端增益高而近端增益低(图1.6)。

彩色多普勒

彩色多普勒能够显示血流,可以显示动

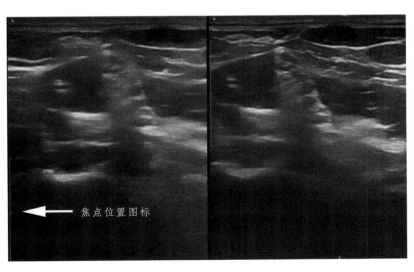

焦点位置图标

图1.4 焦点位置影响图像质量。同一肌间沟的两幅图像,左图焦点位置较深,右图较浅。神经在右图易于显示,因为焦点置于肌间沟的神经干处。

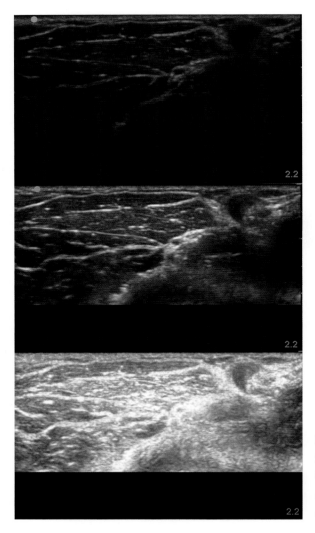

图 1.5 超过和低于正常增益的图像。正常增益(中间图像)显示桡神经呈明亮信号,位于图像正中。低于正常增益显示图像较暗(上方图像),而超过正常增益显示图像过亮(下方图像)。

脉、静脉甚至是局部麻醉药注射过程。图像中的红色或者蓝色并不代表血液中的氧含量(动脉或静脉)。红色代表血流方向朝向探头,而蓝色代表血流方向远离探头,有时血管中也可无颜色。探头与血管平行时多普勒现象最明显,血流方向与探头夹角必须小于90°。如果探头垂直于血流方向,可测血流为0(cos 90°=0),因此图像上无颜色。探头必须倾斜不同方向以更好地显示血流(图1.7)。

当进行神经阻滞时,彩色取样框不仅要包括大动脉而且要包含进针途径。穿刺前将彩色取样框置于进针途径有助于识别细小的血管,以防损伤小血管。

如何显示神经和穿刺针

长轴与短轴

超声引导区域麻醉中"轴向"用来描述超声束与组织(神经或血管)间的位置关系。长轴观是指图像沿神经血管走行,而短轴观是指图像与神经血管长轴垂直。在超声引导区域麻醉中,我们一般扫查神经的短轴。

平面内与平面外

超声引导区域麻醉中"平面"用来描

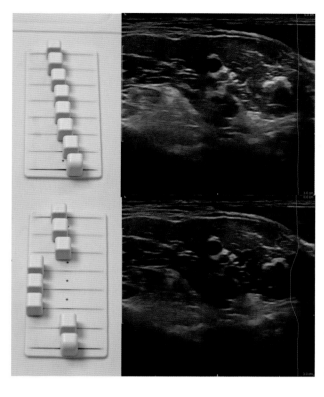

图 1.6　TGC 在不同深度调节亮度。TGC 调节不当会产生伪像。上图 TGC 调节适当，显示神经；下图由于 TGC 未调节，神经根未显示。

述超声束与针尖的位置关系。大部分神经阻滞都采用平面内进针技术。如操作正确，平面内进针技术能够显示整个穿刺针（包括针尖和针杆）（图 1.8）。原则上要求操作者将针尖放置于最适当、最安全的位置。平面外进针技术与已经使用多年的异感定位技术和神经刺激定位技术非常类似。有的医师愿意使用平面外进针技术，因为该方法能够使用传统技术定位神经，操作更舒适。然而，此种方法不能一直显示针尖，因此不能保证操作的安全有效。

平面外进针技术

平面外进针技术看似简单，实际操作中却有一定难度。主要问题在于针尖在图像中显示为点状高回声，这个点状高回声可以是针尖（有时误以为是针尖）也可以是针杆。将这个点状高回声误认为针尖是初学者易犯的错误。平面外进针技术中针尖

与针杆的显示图像没有差别，针尖可以在组织中插入得更深。

良好的平面外进针技术可以在进针的同时跟踪显示针尖。有三种方法可以跟踪显示针尖。

1. 滑动探头：使用平面外技术进针直至出现点状高回声，且点状高回声要浅于目标组织（图 1.9）。一旦出现点状高回声，必须停止进针。探头前行（远离穿刺针）直至点状高回声消失，然后再移动探头直至点状高回声重新出现。此时点状高回声应更深且更接近于目标组织，探头继续移动直至点状高回声再次消失，继续进针，重复以上步骤直至点状高回声更接近目标组织。穿刺针和探头交替前移时，点状高回声应相应地出现或消失。

2. 倾斜探头：与以上步骤类似，此种方法要求探头位置固定，适用于探头不能移动较远的致密组织（图 1.10）。使用平面外技术进针直至出现点状高回声且

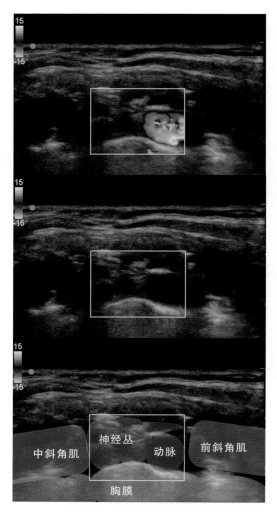

图1.7 彩色多普勒能够分辨血管。倾斜探头能够分辨血管中有无血流。同一血管,上图中探头与其成锐角,下图中成直角。

点状高回声要浅于目标组织。一旦出现点状高回声,必须停止进针。倾斜探头(远离穿刺针)直至点状高回声消失,继续进针直至点状高回声重新出现,此时点状高回声应更深且更接近于目标组织。此时重复倾斜探头直至点状高回声再次消失,继续进针,重复以上步骤直至点状高回声更接近目标组织。穿刺针和探头交替前移时,点状高回声应相应地出现或消失。这种方法更适用于血管,因为神经在探头倾斜过大时不易显示。

3.调节穿刺针:此种方法要求探头完全固定。使用平面外技术进针直至出现点状高回声且点状高回声要浅于目标组织。一旦出现点状高回声,必须停止进针。回撤穿刺针(不要完全离体)使点状高回声消失,调节穿刺针角度再次进针直至点状高回声再次出现(图1.11)。此时点状高回声应更深且更接近于目标组织。出现点状高回声时回撤穿刺针,直至点状高回声消失。继续以更大的角度回撤穿刺针。重复以上步骤直至点状高回声更深且更接近目标组织。穿刺针前移和回撤时,点状高回声必须相应地出现或消失。最终使针尖进入目标神经或者血管。

以上三种方法需要良好的图像质量以找到代表针尖的点状高回声,使点状高回

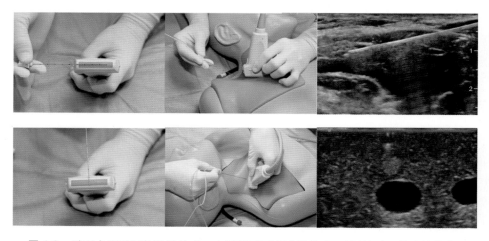

图1.8 平面内和平面外进针技术。上图是平面内进针技术,下图是平面外进针技术。

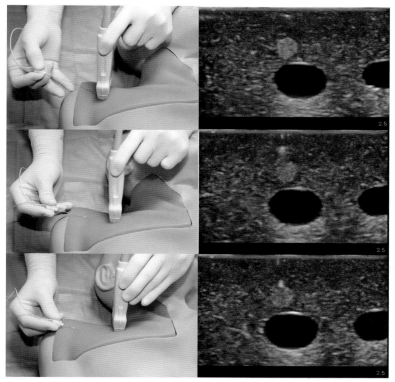

图1.9 平面外进针技术——滑动探头。将探头置于目标组织上方,缓慢进针,小角度斜面进针(以最大程度显示)。当穿刺针经过声束平面时,仔细寻找点状高回声。出现点状高回声时立即停止进针,越过针尖向前滑动探头。逐渐增大进针角度缓慢进针,寻找针尖点状高回声。重复以上过程直至针尖进入目标组织。

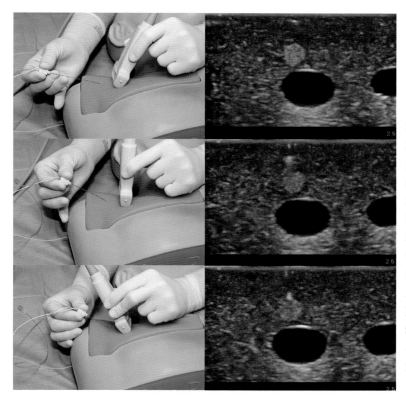

图1.10 平面外进针技术——倾斜探头。将探头置于目标组织上方,倾斜探头远离穿刺针。此法增加穿刺针的反射,进针时可使探头朝向针尖倾斜。缓慢进针,小角度斜面进针。仔细寻找点状高回声。出现点状高回声时立即停止进针。倾斜探头,确保超声平面通过针尖平面。持续缓慢进针,保持穿刺针与声束在同一平面内,重复以上过程直至针尖进入目标组织。

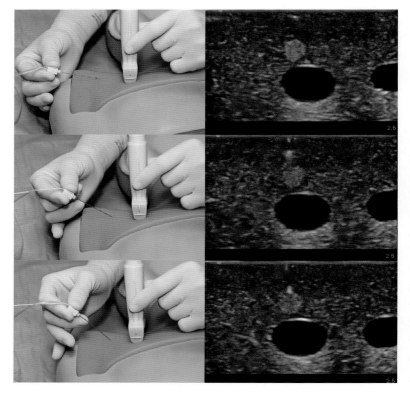

图 1.11　平面外进针技术——调节穿刺针。将探头置于目标组织上方，使穿刺针位于探头中央，小角度缓慢进针。仔细寻找点状高回声，出现点状高回声时立即停止进针。回撤穿刺针，调整针尖方向进行大角度穿刺。继续进针，显示针尖时立即停止进针。重复以上过程直至针尖到达目标组织。穿刺针在进针过程中可分段显示。

声重复出现和消失。如果点状高回声不消失，则无法严格确定针尖位置。

实时监测注射

目前，血管内注射局部麻醉药最好的指标是可视化的超声监测。如果局部麻醉药扩散在超声图像上未显示，应立即停止注射并重新确定针尖位置。

神经刺激术

神经刺激术是超声定位神经的好方法。许多研究中心已将超声和神经刺激术结合起来。使用超声定位神经时，神经刺激术不再需要丰富的经验。二者结合使用比单独使用神经刺激术作用更大，单独神经刺激术只能定位神经和预估针尖位置。超声则能够显示神经，此时结合神经刺激术可以微调穿刺针的位置。超声引导下在肌肉组织中进针时，可关闭神经刺激器以减少肌肉收缩，减轻患者

的紧张。当穿刺针抵达神经时，开启神经刺激器，电流调至 0.8~1.5mA，此时可探及适当的抽搐。如果刺激电流调至 0.25mA 以下，抽搐仍然存在，则穿刺针可能位于神经内，此时应回撤穿刺针。本章的重点是理解临床实践中的超声引导区域麻醉，在此不探讨抽搐方式。神经刺激术在旧版区域麻醉教科书上有详尽的讲解。

常见误操作和伪像

回声失落

探头下的一些区域不能很好地显示（图 1.12）。解决方法：确保探头与患者充分接触，并且在探头表面与患者之间有足够的超声耦合剂。

衰减

超声图像上更深的区域显示不佳（图 1.13）。解决方法：增加远端增益（时间增益

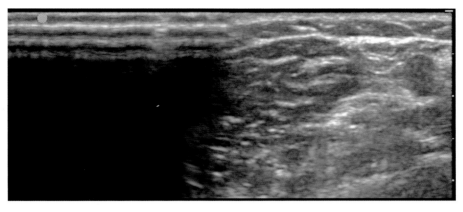

图 1.12 回声失落伪像是由于探头不能完全接触皮肤表面所产生的。

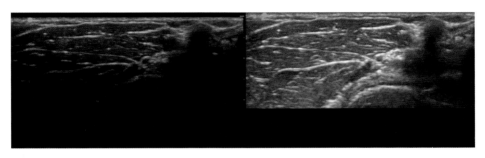

图 1.13 声波穿透组织时发生衰减。左侧图像比较暗,右侧图像是增加远端增益后使远端图像显示更清晰。其他显示深部组织的办法是降低探头频率和调节聚焦位置,使焦点更深(更远)。

补偿)或改用低频探头。

银质针

这种针不是完全在同一平面内(图 1.14)。针尖的实际位置比超声图像所显示的位置要深。解决方法:确保针和探头在一条直线上。通常可以旋转探头以便获取针的完整显示图像。

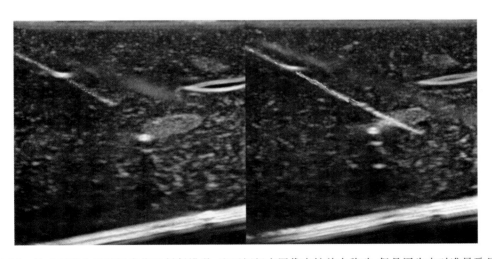

图 1.14 针未对准会导致针尖位置判断错误。这两幅超声图像中针并未移动,但是因为未对准导致显示的针尖位置是不同的。

Bayonet 效应

穿刺针看起来是弯曲的而实际上不是(图1.15)。声波被设定在组织中的传播速度一致,而实际上声波在不同的组织中传播速度有轻微的差异。因此,当穿刺针穿过不同类型的组织时有可能看起来有点"弯曲",就是因为超声在不同组织中传播速度有轻微的不同。解决方法:无。请注意"变弯"只是一种伪像,并不是穿刺针真得变弯了。

神经内注射

邻近神经注射时,神经周围的局部麻醉区域会产生一个无回声区。偶尔可能因为距离神经太近而将注射针插入神经内。在区域麻醉注射过程中,患者可能会出现或不出现感觉异常。如果在注射过程中神经没有扩大,可能针在神经外面。如果神经扩大(图1.16),可能针在神经内,此时应立即停止注射并回撤穿刺针。目前认为,如果在神经外膜下(神经束外)注射,

几乎不会造成永久性损伤。如果在神经束膜下(神经束内)注射,则导致神经病变的概率增大。

混响伪像

当穿刺针完全在同一平面内时,穿刺针的下方会出现声影。超声波束在穿刺针的前后面之间来回反射,因此在穿刺针的下方出现"声影"。解决方法:无。当出现混响伪像时,穿刺针完全在同一平面内,并且是观察穿刺针的较佳图像,除非穿刺针下面有一些重要结构受到影响而变模糊(图1.17)。

患者的体位

行超声引导神经阻滞时患者的体位有几点需要重视:

1.超声探头和穿刺针的位置:平面内进针技术通常需要稍长一些的穿刺针和更大的进针空间。

2. 超声仪器的位置:放置超声仪器时,让患者位于仪器和操作者之间,以便于

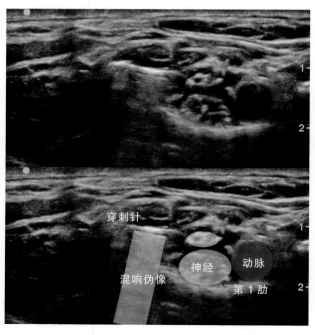

图1.15　Bayonet效应和混响伪像。当穿刺针穿过肌肉层到达局部麻醉池时,针看起来是弯曲的。

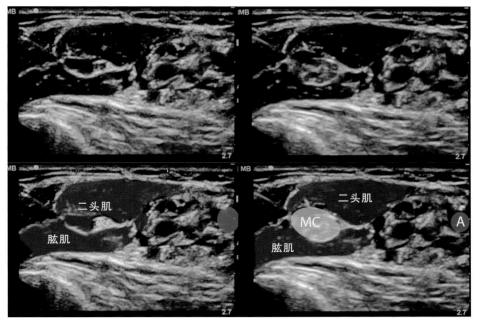

图 1.16　神经内注射。左上图与右上图分别为肌皮神经(MC)内注射前与注射后的图像。下面两幅图像中黄色标记的为肌皮神经。

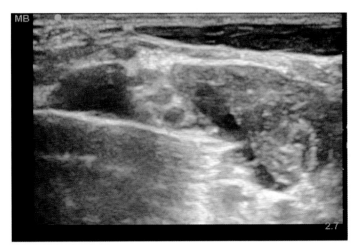

图 1.17　混响伪像。肌间沟神经阻滞中的混响伪像使得针尖下面的肌间沟和神经根模糊不清。

及时观察患者、屏幕和穿刺针(图 1.18)。

3.患者的舒适度

(1)患者在神经阻滞期间能否一直保持体位?

(2)患者镇静是否安全?

4.操作者完成神经阻滞的舒适度

(1)哪只手进针?当开始超声引导区域麻醉时,大部分操作者用优势手进针,非优

势手持握探头。

● 对于上肢阻滞,可以改变操作者的位置以便维持这种操作习惯(图 1.19)。

(2)在阻滞过程中操作者的上肢与手能否一直舒适、稳定地持握探头和穿刺针?见图 1.20。

此书的后续部分会描述患者的最佳体位,也包括患者体位的交替变化。

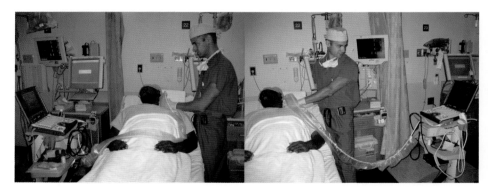

图 1.18

设备和准备工作

针型

有些穿刺针能产生回波，有助于显示穿刺针，但不是必需的。大部分用来进行区域麻醉的针也可以用于超声引导区域麻醉。区域麻醉针的一些特性是很有用的，包括：①延长管更容易连接在局部麻醉注射器上。②绝缘阻滞针连接导线后能够激发。③钝的针尖可以避免穿透神经，并且当针穿过组织时可以提供触觉反馈。总之，超声引导下越大的穿刺针越容易观察到。

备皮

用氯己定、碘附或乙醇消毒进针区域的皮肤。推荐使用氯己定和乙醇（Chlora Prep），因为它们的杀菌性能强并且使用方便。在进针部位需要进行严格的无菌操作以避免感染。

探头表面的处理

连续留置导管时，铺巾和探头表面必须进行严格的无菌处理。对于单次注射神经阻滞，探头表面要覆以干净无菌的耦合剂。如果在超声探头表面放置 3M 透明敷料（Tegaderm），敷料能直接置于探头表面（不需要别的耦合剂）。确保无气泡，因为超声在空气中不能很好地传播。见图 1.21。

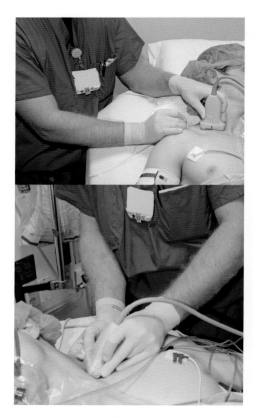

图 1.19

监测

神经阻滞标准的监测设备包括：①脉搏血氧计；②连续心电图监护仪（单导联）；③无创血压计。

镇静

与神经刺激引导相比，一次顺利的超声引导中，镇静程度可最小化。基础的镇静

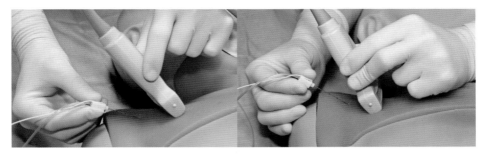

图 1.20 为了避免疲劳同时提供一个清晰的图像,手不要悬空在患者上方来持握探头,应将手放低来持握探头,并且用手的小指或小鱼际提供稳定的支撑。

药包括咪达唑仑、芬太尼和异丙酚。

对于门诊患者,禁用镇静时间较长的药物(如咪达唑仑、芬太尼),因为那些药物可能会导致麻醉后监护时间延长。通常门诊进行神经阻滞仅需 20~50mg 异丙酚或无需镇静药物。

术前

进行神经阻滞前,应该正确核对以下信息:

1.患者信息;

2.手术和手术侧;

3.阻滞和阻滞侧;

4.监控设备;

5.患者体位。

无论进行哪种类型的神经阻滞,应用超声的基本原则是提高超声引导区域麻醉的技术。具体归纳为以下几条。

超声引导取得成功的关键

1.正确摆放仪器。仪器的摆放应满足:仪器、穿刺针、目标组织和操作者的手应该位于同一直线,要让操作者能够看到患者、穿刺针、探头和超声屏幕(图 1.22)。想象一下打桌球的人沿直线击球时的情形,他(她)并不是站在侧面倾斜击球,击球者、球杆和母球是排成一条直线的。

探头方向定位也很重要,每个探头都有一个标记与屏幕上的一个蓝点对应,探

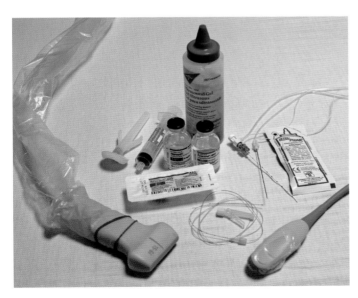

图 1.21 超声引导区域麻醉的器材:探头套或无菌耦合剂,多用瓶装胶或无菌包,神经刺激器,局部麻醉药,备皮工具,探头清洗液。

头方向可以由此来识别定位(图1.23)。

2. 在进针前获得最佳的超声图像。 找到目标后加以调整使其显示最佳。由近及远沿着神经进行扫查，倾斜探头并改变施加在皮肤上的压力来改善图像。评估周围的结构，寻找危险区域，如小动脉或静脉，最重要的是在进针前一定要获取目标区域的最佳图像。

3. 除非看到穿刺针的图像，否则不要盲目地向前进针。 一旦进针，针的位置应当立即观察到，针的移动也应当观察到。有些医师根据组织的运动推测针尖的位置，这是不恰当的。组织的运动不能代表真正的针尖位置。整个针都应当观察到。

4. 为了快速寻找穿刺针，要低头看手并且保持探头与穿刺针在一条直线上。 必须准确调整探头与针，使二者排列在一条直线上，且针位于探头中心。最快的方法不是看超声屏幕，而是低头看手，调整针使其位于探头中心(图1.24)。

5. 为了在超声屏幕上找到穿刺针，要轻轻地转动针。 滑动探头比倾斜、转动或加压探头能更有效地找到针(图1.25)。如果针与探头调整准确，转动针是寻找针最有效的方法。

6. 保持穿刺针垂直于超声束。 超声波遇到针必须发生反射才能在超声屏幕上显像。如果是大角度进针，则超声波遇到针不能完全反射，针不能在超声屏幕上清晰地显示出来。如果是小角度进针，声束在穿刺针的表面发生反射，穿刺针在屏幕上表现为带状高回声。探头越宽，针的影像越亮，因为越宽的探头需要的进针角度越小。针开始插入的位置要尽可能远离探头1cm，这样才能使针有一个近似平行的穿刺角度(图1.26)。

7. 将手放在患者身上来固定。 手越

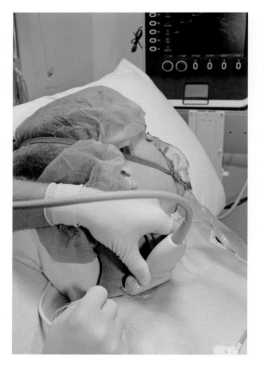

图1.22　正确摆放设备非常关键。确保操作者、穿刺针、目标组织、探头及屏幕在一条直线上。

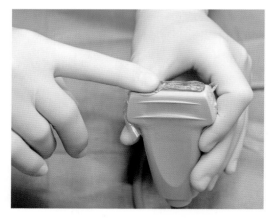

图1.23　用手指触摸探头底部，检测探头取向，并在屏幕上观察其变化。

固定，探头和穿刺针越容易保持在一条直线上。大多数的超声引导操作中，操作者都习惯用优势手来固定穿刺针，非优势手通常用来操作探头。这对于一些神经阻滞来说，尤其是上肢的操作会很难，因为需要摆好患者

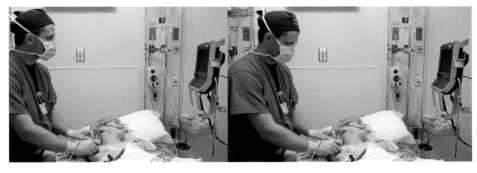

图 1.24　看针和探头。初学者常犯的错误是仅通过观察超声屏幕调整针的位置。应当低头看手！使探头与针在一条直线上，然后再注视屏幕。如果看不到针，仅需要轻轻地移动针。

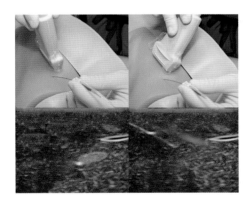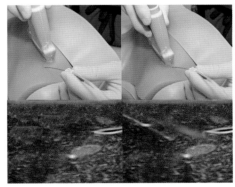

图 1.25　滑动探头。举例来说，如果探头倾斜角度与垂直方向夹角为 20°时获得神经的最佳图像，那么寻找针的时候保持这个角度从左到右滑动探头，不要随便倾斜探头，因为倾斜探头虽然可以找到针但会使神经消失，这是初学者常犯的错误。

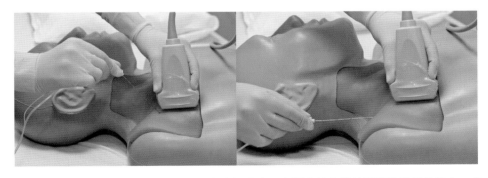

图 1.26　穿刺点和进针角度都很重要。在离探头有一定距离的点进针可以让穿刺角度小一些。

和探头的位置来完成阻滞。在这些情况下，操作者可以站在床的头侧，依然用优势手操作穿刺针，用非优势手操作探头。只要舒适，可以用任何一只手来操作穿刺针，以免改变位置。见图 1.18 和图 1.19。

神经周围置管原则

置管

将穿刺针进针至神经周围,就像单次注射阻滞一样。导管可以"盲插"进入(不用超声引导),也可以在超声引导下插入。

盲穿

穿刺针到达神经周围后,放下超声探头,用一只手固定穿刺针,另一只手插入导管,不用超声引导插管。导管插入1~2cm后,用超声观察神经、穿刺针和导管,然后在超声引导下注射试验剂量的局部麻醉药(1~5mL)(图1.27)。应该能很好地观察到局部麻醉药在神经周围的扩散,并确定导管在正确的位置。这个方法在单独操作时

也许很有必要。

在有一名助手时进行超声引导下置管

有一名助手固定探头。通常情况下,助手的超声操作经验相对少一些,因此在穿刺针的上方将探头的位置放好,然后让助手固定探头不动。(提醒助手将手放低以使探头固定不动。)一旦获得了一幅好的图像,直接插入导管至神经周围,注射试验剂量(1~5mL)的局部麻醉药来确定导管尖端的位置。见图1.28。

单独超声引导下置管

继续用一只手操作探头。对于操作穿刺针的那只手,用第4、第5只手指夹住针,用大拇指和食指插入导管。这样的话,不用助手便可直视下置入导管。这个技术需要反复练习和很好的协调性。见图1.29。

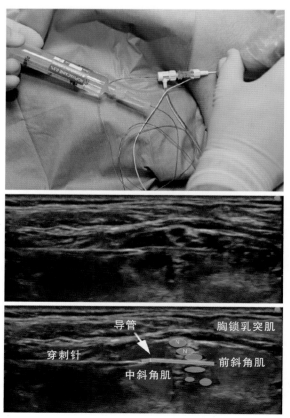

图1.27 在这个肌间沟神经阻滞中,穿刺针没有撤出用来确认导管。

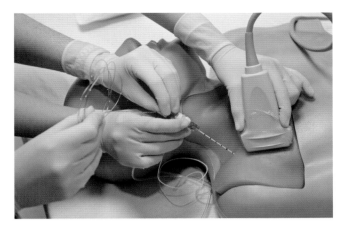

图 1.28　非超声引导下的神经周围盲穿置管。对于初学者来说，导管超过针尖只有 1~2cm 并且穿刺针在图像的适当位置时更容易找到导管尖端。找到针尖，通过导管注射少量局部麻醉药。一旦确定了导管位置，就可以回撤穿刺针。

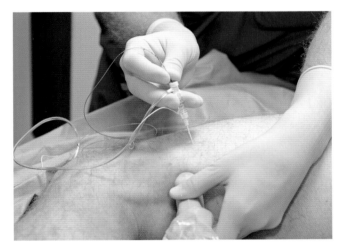

图 1.29

确定局部麻醉药的扩散

1.每次用穿刺针注入局部麻醉药，都要寻找局部麻醉药扩散的暗区（无回声，图 1.30）。如果观察不到局部麻醉药的扩散，那么穿刺针有可能：①在平面外，②在血管内。在注射过程中如果观察不到局部麻醉药的扩散，立即停止注射并重新确定针尖位置。

2.对于导管来说，有时很难确定其尖端位置。为了定位导管，可以注射试验剂量的局部麻醉药。注射过程中如果观察不到暗区（无回声），则用彩色多普勒。彩色多普勒可以显示局部麻醉药流出导管从而确定导管尖端位置。如果多普勒没起作用，可以

考虑在多普勒下注入少量气体（1mL）或含气泡的局部麻醉药。这样多普勒更有可能显示局部麻醉药的流动。或者，在普通二维图像中也可以注入气体，通常在气体和组织的界面处表现为高回声。另外，也可以将气体与葡萄糖、盐水、局部麻醉药混合。接一个三通管，用两个注射器连接两个口，用导管或者连接穿刺针的管连接第三个口（图 1.31）。注射器 1 中有液体，注射器 2 中有 1~2mL 气体。当三通管关闭导管的口、开放液体和气体的口时，在它们之间快速抽吸液体。液体不停振荡直至变浑浊，液体中产生微小气泡。这时，打开三通管的导管一端，注入液体。微气泡会使液体在超声下更容易显像。

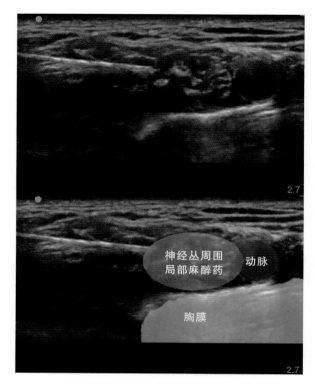

图 1.30　可以直接观察到导管离开针尖。一旦确定了穿刺针在合适的位置，放下探头，一只手持握针，另一只手将导管送向针尖。在到达针尖时停止，拿起探头扫描穿刺针。穿刺针应该夹在第 4、第 5 只手指之间，导管则应该在大拇指和食指之间（就像用一双筷子那样）。可用大拇指和食指送入导管，用第四、第五只手指固定穿刺针。

根据神经周围逐渐扩大的局部麻醉药暗区可以确定局部麻醉药的扩散。液体是声波传导的一个很好的介质，没有或很少有反射（无回声）。

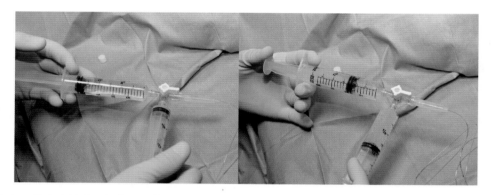

图 1.31　注入少量混入气体的液体更容易在超声下观察到。在两个注射器之间快速抽吸液体，产生微小气泡，从而使液体变混浊。当在超声观察下注射时，这种不透明的混合物表现为亮区。

（曲鹏　范春芝　译）

第 **2** 章
上肢超声引导区域麻醉

Jeffrey Gonzales, David Auyong, Stuart Grant

锁骨上的臂丛神经支配上肢感觉与运动，包括胸长神经、肩胛下神经、胸背神经。C5~C8、T1脊神经的腹支或根构成臂丛神经，并形成支配锁骨上区的三根神经干。臂丛神经最终沿上肢分成五个远端分支。有多达60%患者的C4分支及15%患者的T2分支可见变异。神经丛都是起自脊神经根，然后形成神经干，最终止于远端分支。臂丛神经分支包括沿神经干分布的腹、背支。这些分支最终构成神经束，形成终末分支。

主要由C5和C6脊神经根构成的上干，形成外侧束，最终肌皮神经成为其终末支。肌皮神经及其分支——皮神经主要支配前臂，其对前臂开放性手术、桡骨骨折内固定手术(ORIF)以及前臂外侧手术非常重要。上干及中干分支构成外侧束，最终正中神经成为其终末支。下干分支形成内侧束。然后由尺神经发出分支，其与臂丛神经的上干发出的分支共同参与正中神经的组成。这三个支干(上干,中干,下干)将参与下级神经纤维束的组成。终末神经的后路分支由腋神经和桡神经的神经纤维构成(图2.1至图2.3)。

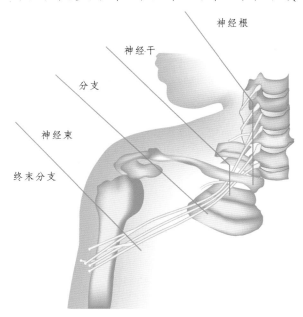

图 2.1　臂丛神经。

19

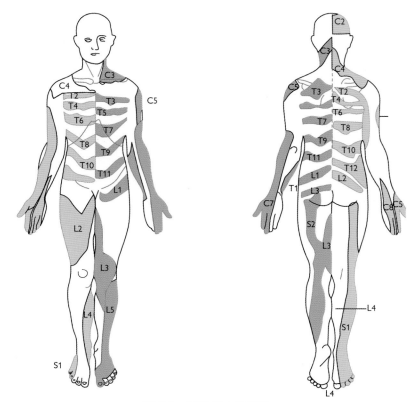

图 2.2　脊神经支配区域。

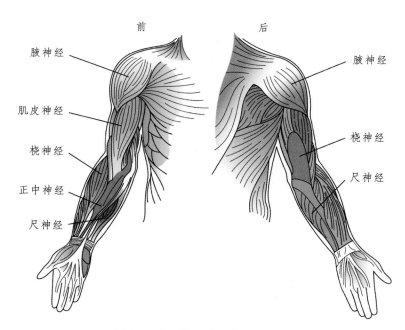

图 2.3　上肢臂丛神经支配的肌肉。

肌间沟神经阻滞

引言

　　臂丛神经肌间沟阻滞包括神经根水平的局部神经阻滞，能完全麻醉肩部及锁骨区域。臂丛神经通常由 C5~T1 脊神经根构成。由于 C5 与 T1 脊神经根在空间位置上相距较远，故在肌间沟 C5 或 C6 水平行区域神经阻滞常导致尺神经阻滞不全，从而影响第 4、第 5 手指的感觉与运动的麻醉效果。因此，肌间沟阻滞对于肱骨中段以远的手术并不适用。

解剖

　　肌间沟阻滞是在神经根水平实施麻醉。在这一水平，神经丛主要从前、中斜角肌穿过（图 2.4）。对于肩部手术而言，阻滞 C5、C6 和 C7 脊神经根尤为重要。C5、C6 脊神经构成臂丛神经上干，C7 构成中干。

C6 与 C7 脊神经根自然分开，分别构成上干与中干。

　　每一神经根在肌间沟水平超声图像上表现为单一的低回声环或者多个低回声环。超声初学者容易将单一的低回声环误认为是单一的独立神经。每个脊神经根由多个束构成，因此在超声图像上也可表现为多个低回声环。在肌间沟，C6 神经根通常表现为 2 个低回声环，C7 神经根则表现为 3 个或更多的低回声环。见图 2.5。

　　锁骨上区神经由 C5 或者上干发出，其支配肩袖的部分肌肉及肩关节大部分感觉。对于肩关节手术，当使用小容量或连续置管技术时，在邻近肩胛上神经出臂丛的区域进行阻滞尤为重要。而对于大容量注射区域麻醉药和更广范围的臂丛神经阻滞，肩胛上神经的分支将显得不那么重要。

　　膈神经在前斜角肌上，紧邻臂丛神经近端。大多数肌间沟阻滞，即使是小剂量局部麻醉药，也会导致同侧膈肌麻痹。因此，

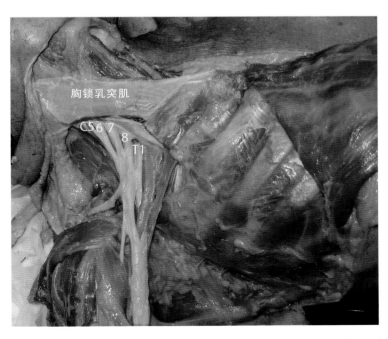

图 2.4　黄色的臂丛神经位于前斜角肌之后。头部位于图像左侧，足部位于图像右侧。红色表示锁骨下动脉，蓝色表示锁骨下静脉。

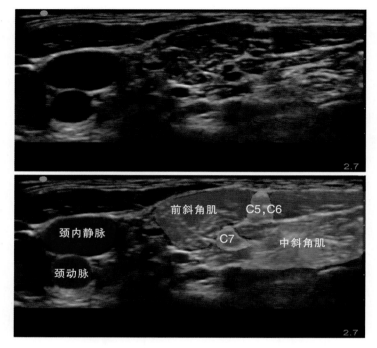

图 2.5 臂丛神经在超声图像上表现为低回声环,但要注意并非每一个低回声环都代表一个神经。神经根从颈椎发出后分开走行。

对限制性肺疾病或严重阻塞性肺病患者行肌间沟阻滞时需要格外谨慎。

临床应用

肌间沟臂丛神经阻滞可应用于肩部外科手术,包括:肩关节镜、肩袖修复、锁骨中段和远端手术、肩部手术以及肩关节置换术。肌间沟连续置管可以作为持续麻醉的常规手段。

技术

监测:EKG,NIBP,脉搏血氧仪。

药品:氯己定醇。

超声准备

探头:高频线阵探头(10~15MHz)。体重 80kg 的患者预期扫查深度为 1~3cm。

患者体位:患者 45°坐位,头下垫一枕头使头部抬高并转向对侧,充分暴露颈根部。见图 2.6。

局部麻醉药选择:通常需要 10~30mL 局部麻醉药。麻醉和长效镇痛通常使用 0.5%丁哌卡因或罗哌卡因。短效阻滞通常使用 2%利多卡因或 1.5%甲哌卡因。如果仅用于术后镇痛,可以采用低浓度的局部麻醉药,如 0.2%罗哌卡因。

穿刺针:100mm(4 英寸)短斜面神经阻滞针。

步骤

1.使用锁骨上区超声图像定位臂丛神经。在锁骨上区,搏动的动脉(锁骨下动脉)有助于定位臂丛神经近端。

2.将探头置于锁骨中点背侧。

3.观察胸腔深部组织时,探头应尽量与颈部平行。不要平放探头横扫颈部。见图 2.7。

4.定位搏动的锁骨下动脉。锁骨下动脉在图像上表现为搏动的低回声环,位于

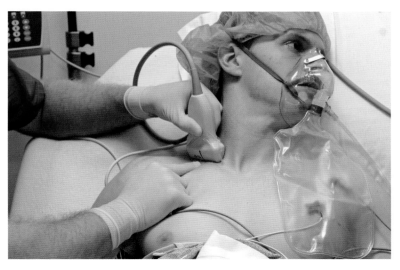

图 2.6　标记锁骨中点有利于快速定位锁骨下动脉。

第 1 肋或胸膜高回声线之上。如果锁骨下动脉不能即刻显示，则向锁骨内侧或外侧平行移动探头。注意不要将颈动脉误认为锁骨下动脉。

5.臂丛神经位于锁骨下动脉后方或外侧，偶尔位于锁骨下动脉上方。臂丛神经在声像图上类似"葡萄"样结构，高回声筋膜包绕着低回声环。

6.一旦臂丛神经在锁骨上窝定位，则将神经固定于屏幕中央，并沿颈部向上滑动探头。当探头沿颈部向上滑动时，要保持探头几乎垂直于皮肤。在探头沿颈部向上滑动的过程中，臂丛神经的表浅分支在屏幕上也向头部同步移动。见图 2.8。

7.当探头向头部滑动时，锁骨下动脉逐渐消失。臂丛神经的上部开始表现为很多小的低回声环，然后逐渐在肌间沟形成 3 个低回声环，并在前斜角肌前侧、中斜角肌后侧汇聚。见图 2.9。

8.当臂丛神经表现为 3 个被高回声带包绕的低回声环时，停止移动探头。这 3 个低回声环，由上至下分别是 C5 神经根、C6 神经束及 C7 神经束。

9.通常，完美的肌间沟图像是在锁骨上区数厘米处颈根部获得。不要过于关注探头太靠近颈部上方，而是在肌间沟臂丛神经三干显示最佳时实施麻醉。

10.采用平面内穿刺技术由外侧/后方指向内侧/前方（图 2.10）。

11.向臂丛神经方向进针，以皮肤最表浅部分（C5 神经根）或最深部分（C6 神经束）为目标。见图 2.11。

12.为了保证安全，在这一水平，没有必要在臂丛神经两个低回声带之间穿刺。

13.单次注射局部麻醉药理想的扩散结果是从任何方向尽量接近臂丛神经（3 个低回声环）。即在 3 个低回声环之上、之后或者在内部注射局部麻醉药。见图 2.12。

14.如果局部麻醉药扩散包绕臂丛神经不够理想，可以改变针的方向。最终目标是达到局部阻滞的效果，而没有必要将局部麻醉药同时注射在神经丛的前、后两侧。

其他技术

平面外穿刺技术中探头的位置与肌间沟阻滞中相同。平面外穿刺进针前，先将肌间沟中的臂丛神经置于超声图像之中，然后进针，见第 1 章中"如何显示神经和穿刺

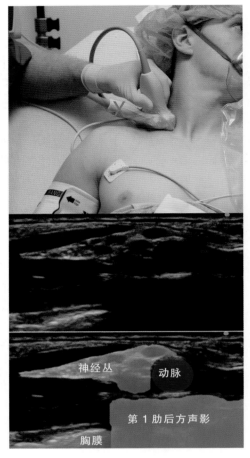

图 2.7 在锁骨上区扫查时,探头应指向胸腔而不是横扫颈部。

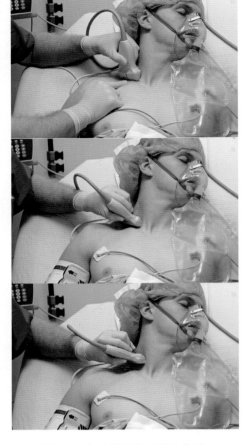

图 2.8 扫查肌间沟时探头位置。

针"(图 2.13)。

置管

　　肌间沟置管同样采用上述技术,不过还应包括无菌术,采用更粗的针以及导管的放置和固定。肌间沟置管时,将针尖置于 C5 之下或者 C6 之下 (图 2.14),同样针尖不要穿过肌间沟的 3 个低回声环。然后在肌间沟内置管。由于肌间沟部位的身体活动,置管常常失败。为了安全,管可以用外科凝胶及长效贴膜予以固定(图 2.15)。

并发症

　　膈神经阻滞可导致同侧膈肌麻痹。其他副作用包括 Horner 综合征、血肿形成、阻滞失败、感染及神经损伤。

要点

　　● 如果很难在肌间沟水平找到臂丛神经,则从锁骨上切面重新扫描直至显示神经束,然后由颈根部向上滑动探头。

　　● 低剂量局部麻醉药(5mL)能减少膈神经阻滞和膈肌麻痹的严重程度。

　　● 有时臂丛神经并不集中(<5%),这意味着 C5、C6 或 C7 神经根并不在肌间沟内,而是在前斜角肌内走行。遇到上述情况时,需要单独阻滞每一神经根。如需置管,则在 C5 或 C6 神经根周围置管。见图 2.16。

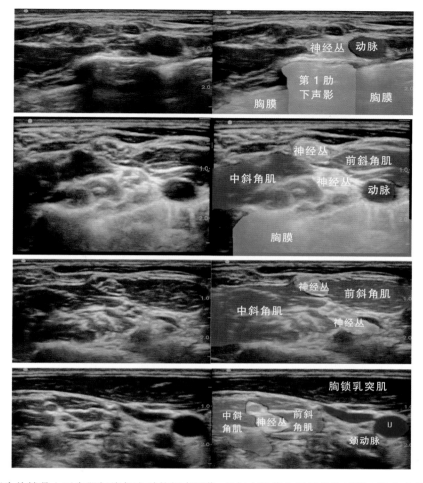

图 2.9　探头从锁骨上区向肌间沟扫查时的超声图像。最初在图像上显示的位于第 1 肋上方的管道样结构是锁骨下动脉。向颈上部移动探头,图像居中显示的是颈动脉及颈内静脉。

● 在肌间沟水平,一些小动脉走行于臂丛神经之上。彩色多普勒可用于区分这些小动脉,并在穿刺时避开它们。见图 2.17。

● 置管时避开同侧肩关节及手术区域。一旦在图像上定位了臂丛神经,就可以将探头向脊柱方向转动 10°~20°,同时探头后界向头侧移动。即置管的穿刺点尽可能靠近头侧,而不需要得到最佳的臂丛神经超声图像。见图 2.18。

● 为了保证尽可能大的穿刺区域,尽量向对侧放置枕头或者头垫。

● 当扫查体型较瘦的患者时,可在其肩下垫一个枕头或折叠的毯子以利于穿刺。见图 2.19。

锁骨上神经阻滞

引言

由于肩关节水平臂丛神经排列非常紧密,故锁骨上神经阻滞可以有效地麻醉肩关节以下的整个前臂。而在超声广泛应用之前,气胸的风险使医师不敢轻易尝试经典的锁骨上神经阻滞。现在在操作正确的前提下,超声能够显示胸膜及神经的走行,极大提高了锁骨上神经阻滞的安全性。

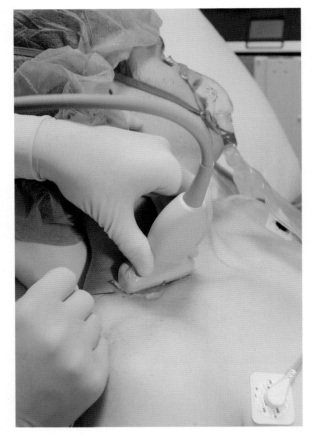

图 2.10　肌间沟神经阻滞平面内穿刺点位置。

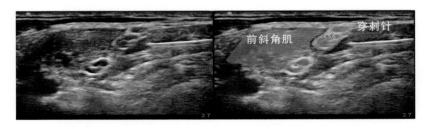

图 2.11　肌间沟神经阻滞时进针声像图。距探头后方 2cm 皮肤处进针,进针路径很容易显示。

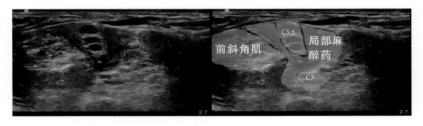

图 2.12　局部麻醉药在肌间沟扩散的声像图。局部麻醉药在图中用绿色表示,C5、C6 与 C7 分开的区域很明显。在图像上,局部麻醉药沿着神经根前、后扩散,但这对于成功阻滞神经并不是必要的。局部麻醉药仅仅在神经根后方扩散也可以阻滞成功。在肌间沟严禁将穿刺针直接置于神经根中。

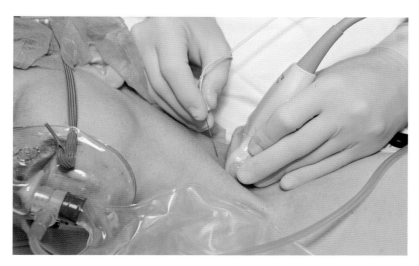

图 2.13　平面外穿刺技术在肌间沟神经阻滞中的应用。

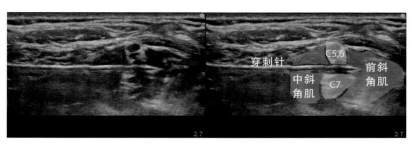

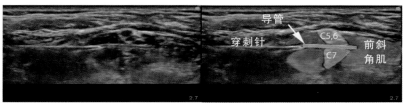

图 2.14　肌间沟置管。图像中导管滑入 C6 与 C7 之间的间隙中。

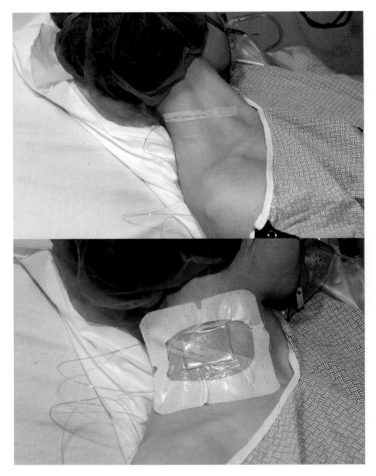

图 2.15　肌间沟导管的固定。首先,在穿刺部位使用外科凝胶或苯甲酸钠,然后贴上胶贴及透明敷料。有时两块小的窄敷料比一块大敷料更加有效(如图中所示)。一个比较实用的技巧是可以使用纱布或者胶带覆盖敷料,这能够有效防止敷料粘到手术单上而脱落的情况。

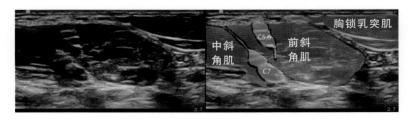

图 2.16　前斜角肌内走行的神经根。

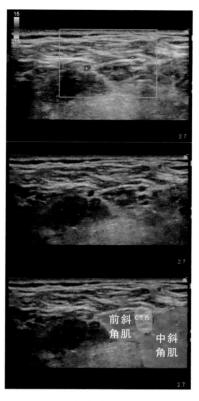

图 2.17　彩色多普勒显示的血管。

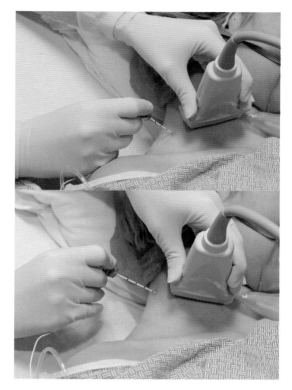

图 2.18　置管的穿刺点。旋转探头使穿刺点位置向
上靠近颈部并远离手术区域。

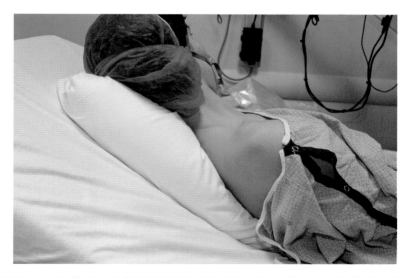

图 2.19　患者体位。在体型较瘦的患者后背垫一枕头,利于扩大穿刺操作空间。

解剖

臂丛神经阻滞于第1肋骨水平进行（第1肋是超声的一个重要标识）。在这一水平，神经由主干或者分支构成，从斜角肌之间穿出。上干、中干及下干分别分为前后两部分。神经走行于锁骨下动脉旁。第1肋周围的重要标识从外向内分别为中斜角肌、臂丛神经、锁骨下动脉、前斜角肌及锁骨下静脉。第1肋沿胸顶弯曲，使得一次只能观察一部分肋骨。胸膜位于肋骨内侧，故实时严密观测进针十分重要。

临床应用

锁骨上神经阻滞可应用于肩关节以下的外科手术，包括远端肢体的整形手术及动-静脉造瘘术。阻滞区域包括肱骨中段至手指。如果操作不当，尺神经常常不能被阻滞。锁骨上神经阻滞会造成膈神经麻痹的发生率增高，因此对于严重的限制性或阻塞性肺疾病患者，应谨慎操作或为患者选择另外一种方式（见"锁骨下神经阻滞"）。膈神经（C3~C5）伴行于前斜角肌前缘。此外，还需要认识到邻近的胸膜。这一区域有锁骨下动脉的众多分支，超声引导可以避免损伤血管。

技术

监测：EKG、NIBP、脉搏血氧仪。

药品：氯己定醇。

超声准备

探头：高频线阵探头（10~15MHz）。体重80kg的患者预期扫查深度为2~3cm。

患者体位：患者45°坐位，头下垫一枕头使头部抬高并转向对侧，充分暴露颈部（图2.20）。

局部麻醉药选择：通常需要局部麻醉药15~30mL。麻醉和长效镇痛通常使用0.5%罗哌卡因或丁哌卡因。短效阻滞通常使用1.5%甲哌卡因或2%利多卡因。如果仅用于术后镇痛，可以采用低浓度局部麻醉药，如0.2%罗哌卡因。

穿刺针：100mm（4英寸）短斜面神经阻滞针。

步骤

1.将探头置于锁骨中点。

2.观察胸腔深部组织时，探头应尽量

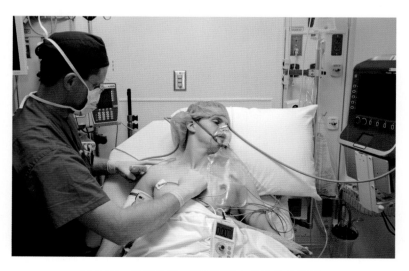

图2.20　患者体位。找出锁骨中点的体表标记。

与颈部平行。不要平放探头横扫颈部。见图2.21。

3.定位搏动的锁骨下动脉。锁骨下动脉在图像上表现为搏动的低回声环,位于第1肋或胸膜高回声线之上。如果锁骨下动脉不能即刻显示,可以沿锁骨内侧或外侧平行滑动探头。注意不要将颈动脉误认为锁骨下动脉。见图2.22。

4.臂丛神经位于锁骨下动脉的后方或外侧,偶尔位于锁骨下动脉的上方。臂丛神经在声像图上呈类似"葡萄"样结构,由高回声筋膜包绕的低回声环。见图2.22。

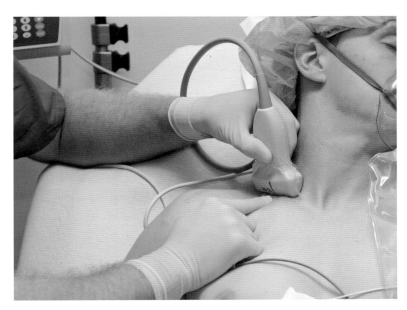

图2.21　锁骨上神经阻滞的探头位置。保持探头在锁骨深处竖直,深入显示胸部组织。

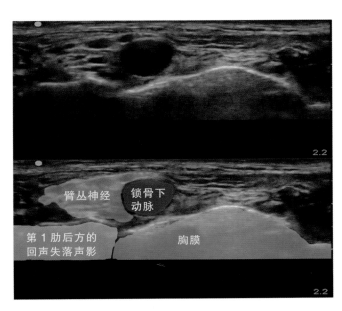

图2.22　锁骨下动脉。锁骨下动脉位于图像中央,位于第1肋前方,第1肋后方是臂丛神经。初学者常犯的错误是将探头摆放得太靠内侧而将颈动脉误认为是锁骨下动脉。

5.如果不能立刻显示神经,旋转锁骨远端的探头。这样可以显示更多的神经横截面。见图2.23。

6.在穿刺针插入之前,采用彩色多普勒寻找那些穿过或包绕臂丛神经的血管,以及在进针路径上的血管。见图2.24。

7.将穿刺针由外向内倾斜插入。见图2.25。

8.找准动脉与肋骨的交叉点,将穿刺针插入。初学者要注意胸膜与肋骨可能会混淆。安全起见,要保证穿刺针绝对不超过胸膜或肋骨的高回声线。

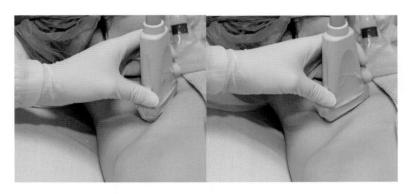

图2.23 旋转锁骨远端的探头可以显示更多的神经。

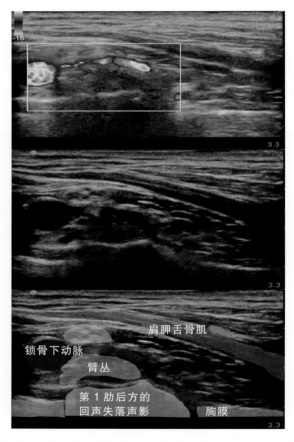

图2.24 彩色多普勒置于锁骨上区域是非常重要的。这里有很多正常解剖变异的动脉。

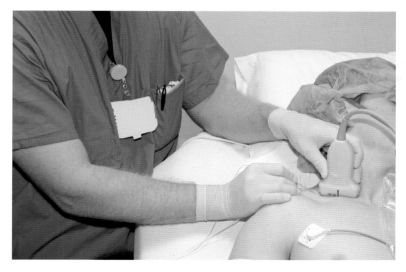

图2.25　锁骨上神经阻滞进针位置。

9.理想情况下,局部麻醉药应在臂丛神经的下方扩散,向上延伸至神经与血管。在此处注入一半局部麻醉药。见图2.26。

10.重新定向穿刺针,指向臂丛最表浅的部分。在此处注入剩余的局部麻醉药。最后的目标是使臂丛完全被局部麻醉药包绕。见图2.27。

其他技术

患者侧卧位(图2.28),可以从后面接

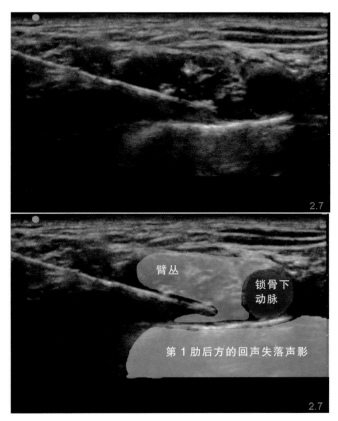

臂丛

锁骨下动脉

第1肋后方的回声失落声影

图2.26　锁骨上的超声图像显示出最初穿刺针的位置在臂丛的深处、锁骨下动脉的后方。注意不要混淆胸膜与第1肋。

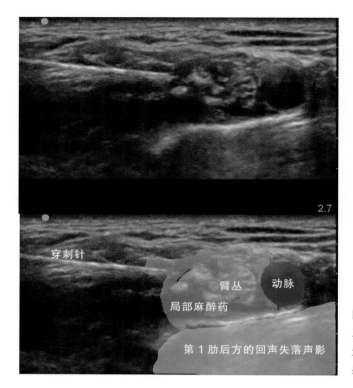

图 2.27　锁骨上的超声图像显示出第二针的位置。当穿刺针注射时可以移走探头，随后再将探头放回。此图为注射局部麻醉药时其扩散的 3D 图像。

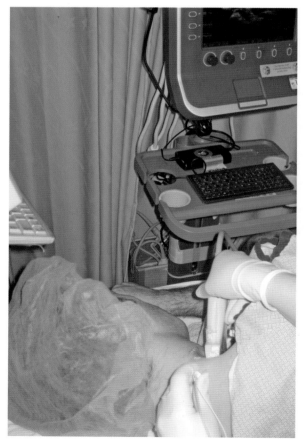

图 2.28　锁骨上神经阻滞的另一体位。

近胸膜，但肩部会因重力作用而下沉,因此不推荐这种方法。另外,坐位时呼吸会更顺畅。

导管

此处导管置管方法同单次注射神经阻滞。由于在这一位置神经紧密相邻,使其可以用连续导管注射成功完成上肢麻醉。

了解外科手术位置有助于更精准地放置导管(例如:如果手术部位在尺神经分布的范围内，那么导管应尽量位于臂丛上部)。见图 2.29。

在那些表浅、有活动度的区域,导管固定比较困难。在穿刺部位应用外科凝胶有助于导管的固定。

并发症

膈神经麻痹、Horner 综合征、血肿、神经阻滞失败、感染及神经损伤均有可能发生。

要点

● 如果动脉分支密集，则应考虑放弃这一方法,选用其他方法。

● 将枕头向进针一侧相反的方向移动,为进针提供更大的空间。

● 当扫查体型瘦弱的患者时，将枕头或折叠的毯子置于进针一侧肩膀的下面,以方便进针。见图 2.30。

● 可以从锁骨中点（胸骨上窝与肩锁关节连线之间）开始扫查并找到锁骨下动脉。这里给初学者提供一个小贴士,即应用一些表浅的解剖结构来帮助寻找锁骨下动脉。首先找到颈静脉切迹的内侧和肩锁关节的外侧，然后将探头置于两者连线的中点、锁骨的后方开始寻找。这样就可以很快找到锁骨下动脉。见图 2.31。

● 单次注射与导管置管的患者体位及扫查方法相同。

在肩部手术时，如果使用锁骨上神经阻滞，需要较大的初始注射剂量才能成功。肩部的神经来自肩胛上神经的一部分,后者是 C5 神经根的分支。肩胛上神经可以非常早地发出分支，注射剂量较小或通过导管注射可能无法阻滞这些神经。这就是为什么肌间沟神经阻滞被推荐用于肩部手术。

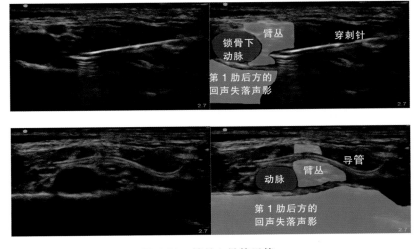

图 2.29 锁骨上导管置管。

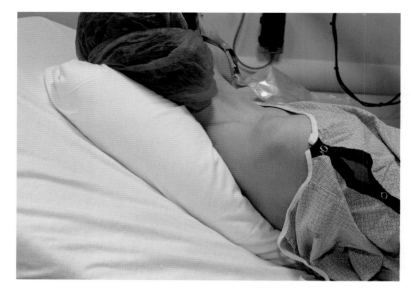

图 2.30 锁骨上神经阻滞患者的体位。

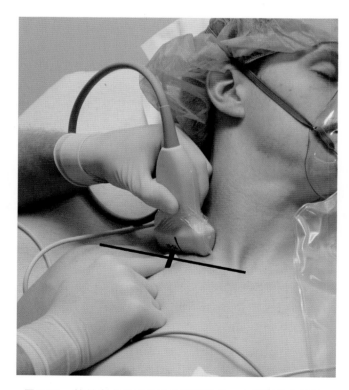

图 2.31 锁骨中点是寻找锁骨下动脉的一个重要体表标记。

锁骨下神经阻滞

引言

锁骨下神经阻滞对于前臂远端至肩部的麻醉及镇痛非常有效。锁骨下神经阻滞与锁骨上神经阻滞覆盖的范围相似,但是在超声的引导下,前者较后者有明显的优势。包括膈神经麻痹的发生率降低、导管固定在胸大肌上更为稳固。但是,锁骨下神经阻滞也面临着巨大的挑战:①进针点与锁骨紧密相邻;②静脉与相应的脊髓束紧密相邻;③由于胸大肌和乳腺组织覆盖,阻滞深度加深。

解剖

臂丛神经由近及远包括围绕锁骨走行的根和干。上干前面的分支形成外侧束,中干前面的分支亦形成外侧束,下干前面的分支形成内侧束,三干的后面部分形成后侧束。

在锁骨下区域,臂丛神经由内向外变得越来越分散。由锁骨向腋窝扫查时,神经分为明显的三个束支:外侧束、内侧束和后侧束,这三束神经最终成为臂丛神经的终末分支。

锁骨下动脉延伸为腋动脉,两者以血管与第 1 肋的交叉处为分界,当其深入胸大肌并走行至上肢时,即被臂丛神经所包绕。腋动脉的尾侧是腋静脉,两条血管在锁骨下区域均有众多分支。头静脉在越过腋动脉注入腋静脉时经常能被观察到。

临床应用

肌间沟神经阻滞对前臂的外科手术非常有效,近至肘关节,远至手指。单次注射阻滞或连续置管阻滞在这一区域均可进行。

技术

监测:EKG、NIBP、脉搏血氧仪。

药品:氯己定醇。

超声准备

探头:中–高频线阵探头(6~15MHz)。体重 80kg 的患者预期扫查深度为 3~4cm。

患者体位:患者仰卧位,上肢外展,与肩关节呈 90°,肘关节也弯曲 90°。肩关节外展可以使锁骨抬高,且为穿刺针在探头与锁骨之间前行提供更大空间。在进行神经阻滞的另一侧放置超声仪器。

局部麻醉药选择:每次通常需要局部麻醉药 30~40mL。

穿刺针:100mm(4 英寸)短斜面神经阻滞针。

步骤

1.上肢外展,在正中旁平面将探头置于锁骨中点。见图 2.32。

2.腋动脉是首要的超声体表标记。要扫查其短轴切面。从锁骨中点开始,从内侧向外侧或从头侧向尾侧滑动探头来寻找无回声并具搏动性的动脉。腋动脉位于尾侧,腋静脉又位于腋动脉尾侧。腋动脉、腋静脉在超声图像上是伴行的。见图 2.33。

3.如果腋动脉仍未显示,使用多普勒显示血流和(或)加大超声扫查深度。见图 2.34。

4.如果不能定位腋动脉、腋静脉,就寻找其表层的肌肉。腋动脉、腋静脉表面有两层肌肉覆盖:胸大肌(浅层)和胸小肌(深层)。另外,在腋动脉的头侧可以观察到锁骨后方的声影。

5.腋动脉应先由内、后向外扫查其横截面。当探头向内扫查时,找出动脉深处的肋骨和胸膜,之后探头向外扫查至肋骨和胸膜消失。进针时,尽最大可能侧向进针,以保证肋骨和胸膜不在进针路径上。见图 2.35。

6.神经从内向外伴随动脉走行,其位置

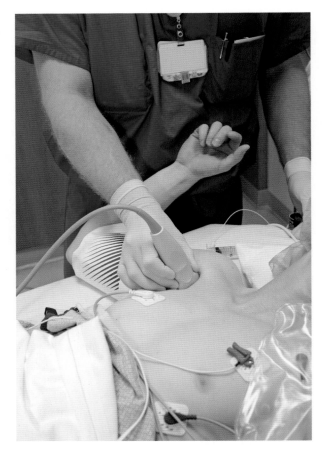

图 2.32　锁骨下神经阻滞的患者体位和探头位置。

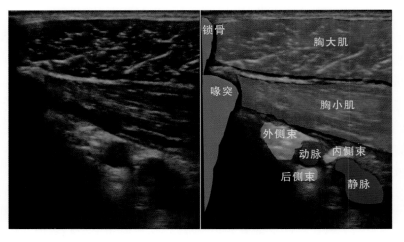

图 2.33　锁骨下区域扫查。

多变,所以不能总是准确分辨臂丛神经的每一部分。通常,臂丛束支神经表现为高回声,其内为小的低回声环。在内侧,神经通常在动脉头侧聚集成束;在外侧,神经则构成经典的三束支,即内侧束、外侧束及后侧束。见图 2.36。

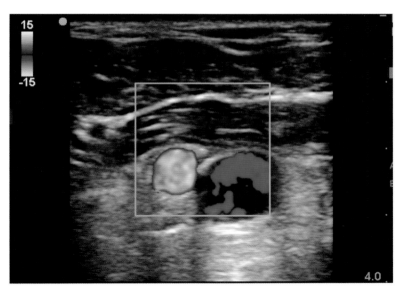

图 2.34　在锁骨下区域使用多普勒显示血管。

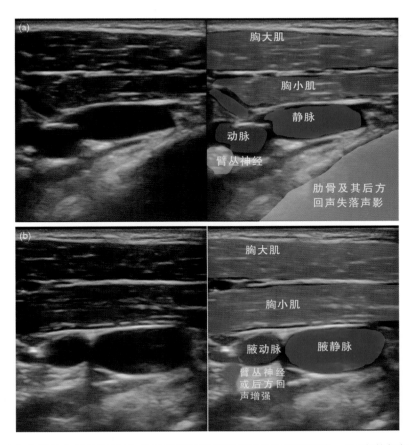

图 2.35　(a)向内侧扫查锁骨下区域,显示神经深处紧密相邻的肋骨和肺脏。(b)向外侧扫查至肺部结构消失。

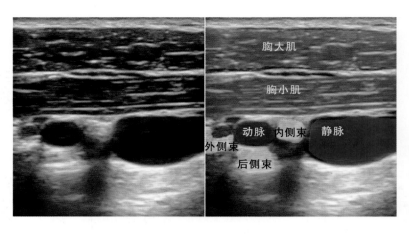

图 2.36 锁骨下典型的神经束支。神经束支的位置非常多变，且同一患者由内向外扫查时位置都会发生改变。

7.后侧束很难与后方回声增强导致的伪像相区别。血管后方的回声增强效应会掩盖后侧束的位置。

8.进针位置在探头的头侧，与超声声束在同一平面内。由于上肢外展使锁骨移位，可以在距探头数厘米处进针，便于更清楚地观察穿刺针。见图 2.37。

9.穿刺针进针位置及注射目标是在腋动脉深处。要将大部分(甚至全部)局部麻醉药注射至腋动脉深处(图 2.38)。

10.局部麻醉药应逐渐注射，并且应在动脉和神经周围观察到局部麻醉药。

11.必要时可变换穿刺针的位置以保证局部麻醉药在腋动脉周围扩散。通常在腋动脉深处先注射一针，然后在腋动脉浅层再注射一针即可。见图 2.39。

其他技术

平面外进针法

采用平面外技术时，穿刺针还可以垂直于探头。尽管平行进针可以一直观测到针尖，但对于那些超声经验不足的人员或者平行进针显示不清时，垂直进针更容易

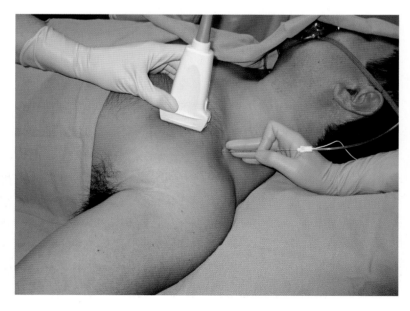

图 2.37 锁骨下神经阻滞进针位置。初始位置应位于动脉后方。

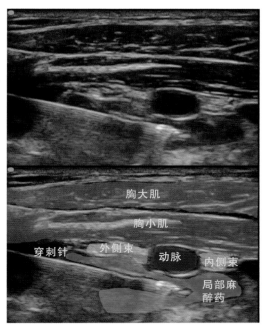

图 2.38 锁骨下神经阻滞穿刺针位置。当神经束支周围需要阻滞时，可以在动脉前外侧和内侧补充注射。

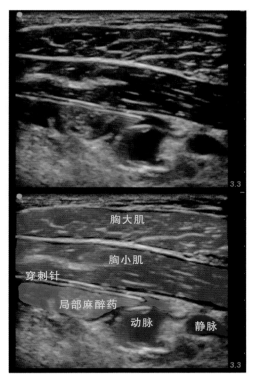

图 2.39 锁骨下神经阻滞注射后声像图。

操作一些。进行操作时尽量向外侧以避免气胸，可使操作更安全。

1.根据上面步骤 1~7 识别腋动脉和臂丛神经的束支。

2.将腋动脉置于超声图像的中心。在这一位置神经与腋动脉紧密相邻。见图 2.40。

3.将 100mm（4 英寸）的穿刺针从超声探头的中心由内向外插入。

4.使用这一技术时,不能在穿刺针前进时看见整个穿刺针。只能看到其横截面,表现为一个高回声点或者移动的组织。

5.在第 1 章中描述了"如何显示神经和穿刺针",当针尖接近腋动脉时,可以据此跟踪针尖的轨迹。

6.穿刺针应该到达动脉的两侧（头侧和尾侧）以实现对整个臂丛神经的阻滞。推

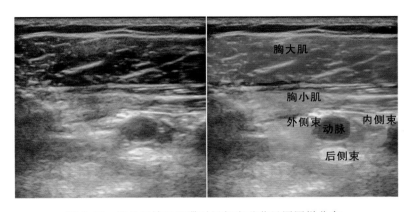

图 2.40 锁骨下神经阻滞时局部麻醉药呈圆圈样分布。

荐首先到达后侧束并在动脉后方注射局部麻醉药。观察局部麻醉药的分布情况来决定是否还需要适当改变穿刺针的方向对其他束支进行阻滞。

7.电刺激可以与超声结合使用以确保针尖处于合适的位置。

8. 20~30mL 的局部麻醉药分次注射，每次注射 5mL，避免血管内注射。

9.注射结束后，局部麻醉药形成的高回声"圆圈"应该包绕腋动脉及神经束支。见图 2.40。

导管

此处导管置管方法同单次注射神经阻滞。导管应置于腋动脉深处（后方）以完成对整个前臂的神经阻滞。臂丛神经位置加深，使导管成为胸大肌之间有效的"隧道"，所以连续置管潜在延长了其有效期。同样，在穿刺部位应用外科胶将有助于导管的固定。对于锁骨下神经阻滞，连续置管注射的速度通常为 5~10mL/h。

要点

● 将肩关节外展 90° 并弯曲肘关节。这一体位使锁骨向上、向外，能为探头与锁骨之间进针提供更大空间。

● 在上肢外展的体位，进针位置距离探头几厘米，尽可能与超声声束垂直进针。

● 首先在腋动脉深处注射局部麻醉药。由于在深部注射，局部麻醉药将其他结构向体表推进，进针更浅，更容易看到穿刺针。如果首先在浅处注射则出现相反的结果：局部麻醉药会将其他结构推向深处，随后再进针时，就不容易看到穿刺针。另外，在浅处注射可能会产生气泡，使图像质量更差。

● 应在锁骨下区域的外侧进行神经阻滞。如果靠近内侧，胸膜就会靠近腋动脉的后壁，增加气胸的风险。另外，探头位置靠近内侧会使锁骨与其下方胸膜之间的空间缩小。外侧的神经通常位置较深，但是离锁骨更远，有更大的进针空间。我们推荐稍微偏外侧的进针路径，尽可能使穿刺针远离胸膜。

● 掌握臂丛神经的解剖、神经束支及其分支之间的关系和对前臂的支配情况。进行局部麻醉时，这些将有助于麻醉医师对局部麻醉药的注射部位，尤其是放置导管的最佳位置做出准确判断。

腋神经阻滞

引言

腋神经阻滞在臂丛神经末梢的分支水平上进行。在腋窝处，神经丛位于腋动脉周围，但是一次注射并不能可靠地阻滞所有神经。所以，清楚地了解腋动脉、臂丛神经及其分支的位置，并精准地进行麻醉，是成功阻滞的关键。进行腋窝阻滞的注射点周围不邻近肺和胸膜。腋神经阻滞位置表浅，周围鲜有肺组织，使得该阻滞在肥胖的患者中非常有用。

解剖

腋窝处的臂丛神经包括以下分支：正中神经、尺神经、桡神经、腋神经及肌皮神经。神经丛紧邻腋动脉及腋静脉。这一区域富含腋动脉及腋静脉的众多分支。腋神经和神经纤维鞘位于肱二头肌/喙肱肌外侧及肱三头肌/大圆肌内侧。腋神经位置表浅，最容易识别的标志是腋动脉。腋神经与腋动脉的相对位置呈多样性。重要的是，除了腋神经及腋动脉以外，还有腋静脉。腋静脉很容易由超声探头探查，超声探头经皮肤探查静脉，可使静脉处于放松状态并容易观察。正中神经通常位于腋动脉的上外侧，尺神经位于腋动脉的内侧，桡神经通常位于腋动脉的后方或后外侧。肌皮神经位于喙肱肌和肱二头肌之间的腋动脉的末梢或侧面。这些神经的位置多变，超声探头加压时其与腋动脉的相对位置也可发生改变。

为了更好地辨认特殊神经的位置，在上肢远端实时扫查神经走行非常有用。从上臂至肘前窝，正中神经与腋动脉伴行。尺神经起始于紧邻腋动脉或腋静脉处，至上臂中间时分为正中神经和表浅神经两部分，走行于肘关节中央正中上髁和鹰嘴突之间的尺神经沟内，并支配肱三头肌。桡神经位于腋动脉的后方或后外侧，在神经的远端，桡神经发自神经丛的深处，走行于肱部的桡神经沟内。肱骨上可见月牙形高回声伴回声失落声影，当超声探头自远端向腋窝探查神经时，这是识别桡神经离开桡神经沟走行于肱三头肌并汇入其余臂丛神经的重要位置。桡神经沟内的远侧神经包绕肱骨后方的肌肉，并从近肘部的近端离开。

肌皮神经通常在腋窝处由臂丛神经分出，并位于肱二头肌和肱肌之间腋动脉旁的筋膜内。如果向远端扫查肌皮神经，它通常呈圆形或三角形。超声探头由远至腋窝扫查时，肌皮神经会逐渐向腋动脉靠近，并提示臂丛神经的位置。接近腋窝扫查时，能发现肌皮神经还与其余臂丛神经之间存在联系。

可以在上臂远端探查神经，并逐渐往回向腋窝扫查，以最终确定神经阻滞的位置。

临床应用

腋神经阻滞对上臂手术非常有用，并可延伸至肘关节及手指。此处阻滞组织松软不易止血，如果患者服用抗凝剂或有凝血障碍而可能引起出血的话，腋神经阻滞可选择不具压缩性且易于止血的区域，例如锁骨上或锁骨下阻滞。由于此区域的臂丛神经位置远离膈神经，原则上不会造成同侧膈肌麻痹。

技术

监测：EKG，NIBP，脉搏血氧仪。

药品：氯己定醇。

超声准备

探头：高频线阵探头（10~15MHz）。体重80kg的患者预期扫查深度<2cm。

患者体位：患者取仰卧位，上肢外展90°，肘关节屈曲。

局部麻醉药选择：通常使用20~30mL局部麻醉药，并分次使用。

穿刺针：100mm（4英寸）斜面神经阻滞针。

步骤

1.横向置探头于腋窝处。见图2.41。

2.确定腋动脉的位置，一个表浅的、低回声的可搏动的圆形结构。如果未探及腋动脉，可向头部或远部移动探头以确定血管的位置。

3.腋动脉深处为肱三头肌或大圆肌。大圆肌通常为椭圆形，紧邻腋动脉处周围为高回声边界。如果未探查到大圆肌，将探头向更贴近腋窝处移动，确定大圆肌的位置，能更好地提高神经阻滞的成功率。在大圆肌上注射局部麻醉药可使药物在腋动脉周围扩散。见图2.42。

4.其他的解剖结构也有助于定位（与腋动脉关系）：①肱二头肌——位于腋动脉外侧；②喙肱肌——位于腋动脉外侧、腋动脉的深侧；③肱三头肌——位于腋动脉内侧、大圆肌的深侧（图2.42b）。

5.神经是周边为高回声边界（神经外膜）的高回声圆形结构，内部为蜂窝状结

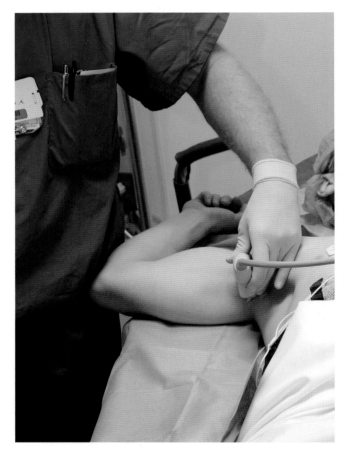

图 2.41　腋神经阻滞中患者和探头的位置。

构。有时,神经也会表现为低回声结构。正中神经和尺神经通常位于腋动脉旁,但也可位于腋动脉前方。值得注意的是,神经的位置通常呈多样性,在腋窝区域,神经可有或没有分支出现。

6.确定了正中神经和尺神经的位置后,在腋动脉内侧深部或后方确定桡神经的位置。桡神经的位置通常很难确定,有时可因后方回声增强而使结构混淆不清,这时可手动调节时间增益补偿(TGC)显示桡神经。

7.确定腋动脉的位置后,上下滑动探头,保持血管管腔始终在超声视野的中央,并寻找动脉分支。同时,使探头加压并松开以确定与动脉相伴行的静脉。只要确定了腋动脉深处大圆肌的位置,便可在腋窝的任一部位进行阻滞。

8.将探头稍向外侧移动,并确定位于浅侧肱二头肌和深侧喙肱肌之间的高回声神经筋膜结构。肌皮神经在此处呈圆形或三角形结构,周边为高回声神经外膜,内部为低回声。

9.如果不能很好地确定神经的位置,则可向腋动脉的深侧或浅侧进行注射,通常也可获得临床满意的阻滞效果。

10.进针前,使用彩色多普勒超声检查,以确定进针途径可能遇到的所有血管结构。见图2.43。

11.确定神经及血管的位置后,在探头的一侧进针。注射针应该穿过肱二头肌并直达肌皮神经(图2.44)。

12.进针直至针头位于神经旁。注射3~5mL局部麻醉药,并观察神经周围药物扩

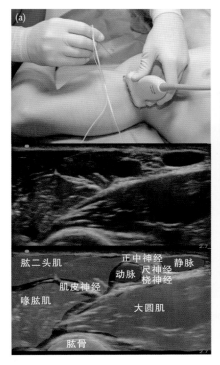

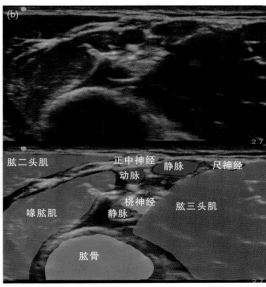

图 2.42　腋窝臂丛神经阻滞的超声图像。腋动脉是最基本的定位标志。(a)腋动脉下方为大圆肌。(b)如果探头位于腋窝较远处,可探及肱三头肌。

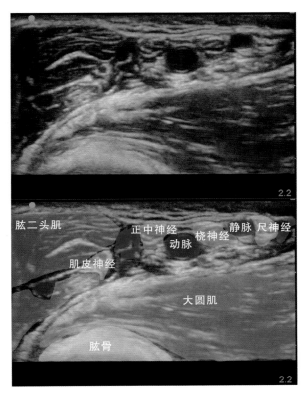

图 2.43　腋窝扫查可见神经丛周边有多个血管结构。此区域的血管解剖变异较多。

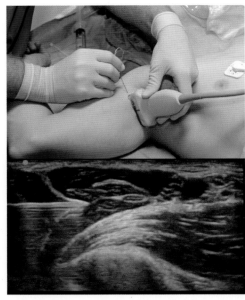

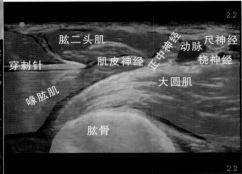

图 2.44　腋神经阻滞注射针向肌皮神经推进。

散情况。

13.通常情况下,注射针可再直接向前到达腋动脉处,不用再从皮肤穿刺另一根注射针。穿刺针稍微向腋动脉后方进针即可到达桡神经。向腋动脉下方注射 5~10mL 局部麻醉药即可到达桡神经。如果向大圆肌内注射这一剂量的麻醉药,通常也可向内扩散到达尺神经处。如果药物扩散不充分,可继续沿腋动脉下方进针深入至腋动脉内侧。穿刺针沿动脉后方移动时,要放松探头以利于确定腋静脉的位置（腋静脉常位于腋动脉后方）(图 2.45)。

14.接着,回撤穿刺针并向腋动脉前方（即浅层）穿刺正中神经和尺神经。神经的位置多变,穿刺目的是使局部麻醉药在腋动脉前方（即浅层）向神经扩散。在动脉的内侧通常有大静脉伴行,所以进针和注射局部麻醉药时要格外小心。

15.一旦注射针穿刺到腋动脉上方（在其表面）,再注射 5~10mL 局部麻醉药并观察药物向正中神经和尺神经的扩散情况。

见图 2.46。

其他技术

平面外进针法

平面外进针法中,注射针垂直于探头进针,尽管进针取样线可全程反映进针的情况,但垂直进针方向会使神经阻滞在技术上更容易实现,特别是对于超声经验不丰富的医师和进针平面显示不清的情况。

可通过前面步骤 1~10 来确定腋动脉及臂丛神经分支的位置。

1.将腋动脉置于超声检查视野的中央。

2. 50mm(2 英寸)穿刺针在探头旁 2cm处进针。整根针在超声图像中无法显示。在进针过程中,可以显示穿刺针的横断面,表现为点状高回声。

3.可以适当调高增益或稍微倾斜探头,以尝试确定针尖的实际位置,而不是只观察穿刺针的横断面。见第 1 章"如何显示神经和穿刺针"。

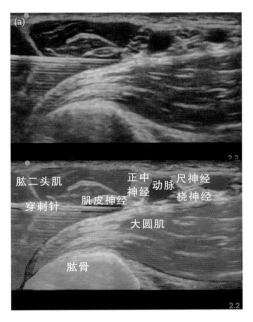
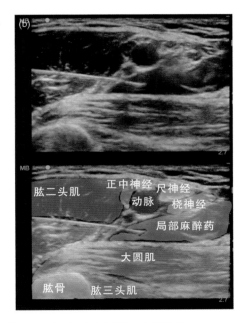

图 2.45　腋神经阻滞注射针进针并向腋动脉深部注射,针尖恰好滑过大圆肌上方。

4.进针的深度应到达腋动脉的两侧,回撤穿刺针时进行增量注射,这样能使腋动脉周围有局部麻醉药浸润。

5.瞄准动脉的外侧或内侧,因为穿刺时常从动脉侧面进针,以防误穿动脉。

6.回抽无血后分次注射 15~30mL 局部麻醉药,每次 5mL。

7.低回声的局部麻醉药应呈 Donut 征

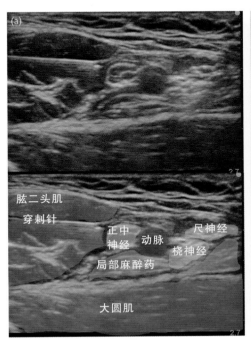
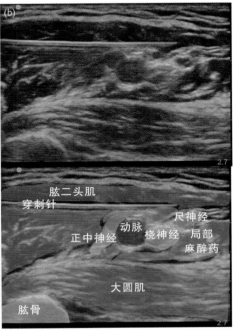

图 2.46　腋神经阻滞针穿过腋动脉的表面。

环绕腋动脉及腋神经。

　　放置引流管应遵循以下步骤，以便确认单头引流管位于神经周围，适用于大部分外科手术伤口。

要点

● 动脉、静脉的位置多变，应用多普勒超声明确所有血管的位置很有价值。

● 神经的位置同样多变，为了达到可靠的阻滞，可在动脉的上、下方各注射一半剂量的局部麻醉药。这种技术很像之前描述的动脉穿刺，但是超声可使定位准确，同时不损伤动脉。

● 在大多数临床病例中，认清每根神经并不重要，例如：正中神经和尺神经的位置是可以互换的。在外科手术中，大多数神经分支都需要被覆盖到。但有些病例中，会将大部分的局部麻醉药用于特定的神经分布，这样反而比较有效。

● 沿腋动脉向下扫查至肘关节皮肤皱褶处可以定位正中神经，它就位于腋动脉旁。

● 定位尺神经时，既可以从肘关节处的尺神经沟向上扫查直至在腋窝处尺神经汇入腋神经丛，或者从腋窝向下扫查至上肢，并且观察尺神经从动脉处中间的位置远离，沿尺神经沟下行，并在肌肉浅层支配肱三头肌。见图 2.47。

● 桡神经是最难准确定位的。如果开始难以观察到桡神经，可将超声仪器的探测深度调深至可观测到动脉下方的肱骨横断面。将探头向内侧移动，并始终保持在上肢的横切面，直至肱骨内侧位于屏幕正中。慢慢上下扫查肱骨内侧，寻找桡神经离开桡神经沟的起始段。桡神经可在腋窝较高位置的腋动脉旁被找到，在肱三头肌的两头之间上行。见图 2.48。

● 要注意目标神经周围的小血管(尤其是容量血管——静脉)和腋动脉。缓慢进针并间断回抽，注意是否有回血十分重要。

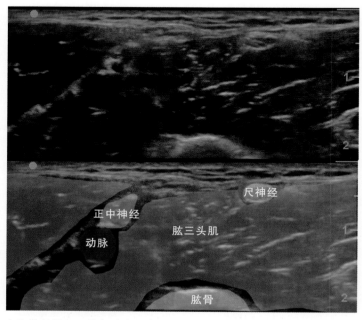

图 2.47　腋窝扫查定位尺神经。将探头向下扫查，尺神经位于肱三头肌的膨出处至尺神经沟段，并逐渐滑向正中的腋动脉旁。

解剖

在肘水平，尺神经位于肘内侧较深位置。应注意尺神经被肘部韧带过紧束缚。尺神经穿过肱骨内上髁和尺骨鹰嘴之间的尺神经沟，走行于尺侧腕屈肌和指深屈肌之间，继续沿着前臂内侧附近的尺动脉下降。因在前臂，尺动脉与尺神经位置相近,使得尺动脉成为定位神经阻滞的一个有效手段。

识别肘部正中神经与桡神经的关键标记是肘部皮肤皱褶与肱二头肌肌腱。肱动脉位置可变，但通常位于肌腱内侧。肌腱是一种很好的体表标记。在肱动脉或肱二头肌内侧头 2cm 处进行触诊，可大体确定正中神经的位置(图 2.49)。正中神经通常在肱动脉内侧走行进入前臂，然后向下穿过旋前圆肌的两个头，沿前臂正中行至表浅的前臂屈肌(指浅屈肌)。前臂正中神经周围血管稀少使得这一部位成为理想的神经

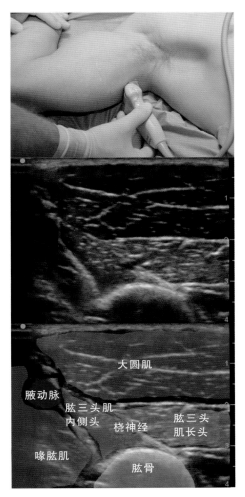

大圆肌
腋动脉
肱三头肌内侧头
桡神经
肱三头肌长头
喙肱肌
肱骨

图 2.48　探头的位置以及扫查腋窝时确定桡神经从桡神经沟出现的图像。

肘及前臂神经阻滞

引言

在肘部及前臂，臂丛神经终末分支很容易进行神经阻滞、修复或术后镇痛。手及前臂的神经分布十分复杂，皮肤感觉神经可从附近的臂丛神经发出直至腋窝。此外，不同人之间的标准解剖变异使得在神经终末分支这一水平通过单一阻滞来完成前臂或手具体部位的精确麻醉更加困难。

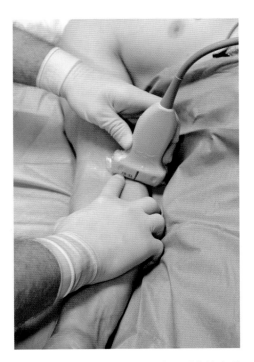

图 2.49　肘部正中神经阻滞。将一手指放在肱二头肌肌腱上,然后将探头定位在肌腱内侧 2cm 处。

阻滞部位。前臂中部正中神经和尺神经的一个重要特点是，它们都位于同一屈肌表面筋膜的深部。尺动脉可用于追踪尺神经直至前臂中段，然后探头在同一筋膜平面横向滑动寻找正中神经。

桡神经可通过在屈肌皱褶水平向外移动2cm定位。桡神经进入前臂后便立即分为深、浅两支。这些分支走行于肱桡肌与肱肌之间。

临床应用

以上神经阻滞方法可用于对臂丛神经阻滞时遗留的神经进行补救阻滞，或为手外科提供长时间单次注射神经阻滞，不伴有运动阻滞。在应用全身麻醉的外科手术中，不需要在上臂扎止血带，小剂量麻醉药行单一神经的区域麻醉就能达到很好的止痛效果，并能减轻患者的运动阻滞程度。

肘部神经阻滞的扫查技巧

监测：EKG、NIBP、脉搏血氧仪。

药品：氯己定醇。

超声准备

探头：高频线阵探头(10~15MHz)。体重80kg的患者预期扫查深度<3cm。

患者体位：患者仰卧位，肩外旋，手臂外展。

局部麻醉药选择：通常每个神经需要3~5mL局部麻醉药。

穿刺针：50mm(2英寸)短斜面神经阻滞针。

步骤——正中神经

1.探头置于肘部屈肌皱褶处，即肱二头肌肌腱止点正中。见图2.46。

2.肱动脉表现为一个低回声环，通常深度小于1cm。彩色多普勒有助于鉴别。见图2.50。

3.对探头应施加很小的压力，以防止表浅静脉受压闭塞。

4.动脉内侧是正中神经。神经呈椭圆形

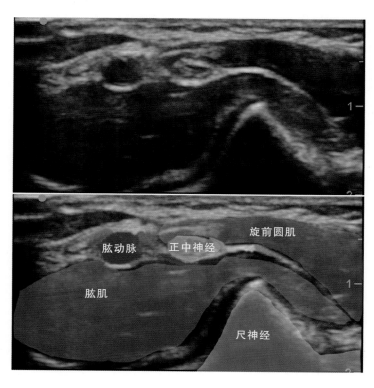

图2.50 肘部肱动脉及正中神经的声像图。

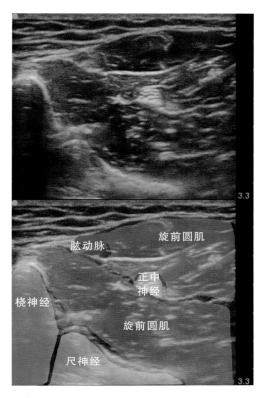

图 2.51 正中神经从旋前圆肌开始进入前臂的图像。图中显示正中神经开始与肱动脉分开走行。

图中标注：旋前圆肌、肱动脉、正中神经、桡神经、旋前圆肌、尺神经

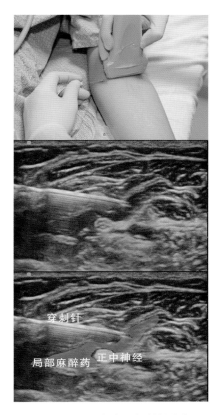

图 2.52 肘部正中神经穿刺针的位置。

图中标注：穿刺针、局部麻醉药、正中神经

高回声结构,通常靠近动脉。当移动探头远离肘窝时,动脉与神经分开。见图 2.51。

5.正中神经可在任何可视的部位进行阻滞。其位于肘窝的浅侧,但与动脉紧邻。在远端,正中神经与动脉分开,可以在皮肤皱褶处的远端进行阻滞。随着神经在肌肉组织间下行,在一些患者中很难追踪显示。

6.从探头内侧端平面内进针。见图 2.52。

7.穿刺针应瞄准包括神经的筋膜平面。将针尖瞄准神经周围的组织,而不是神经本身。注射局部麻醉药 3~5mL。见图 2.52。

步骤——桡神经

1.将探头置于肘部屈肌皱褶处,即肱二头肌肌腱止点外侧 2cm。见图 2.53。

2.找到肱桡肌和肱肌之间的高回声图像,即桡神经。见图 2.54。

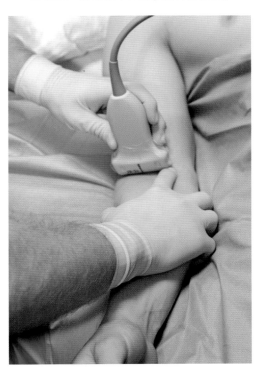

图 2.53 肘部桡神经阻滞时的探头位置。确定肘部肱二头肌肌腱后向外滑动 2cm。

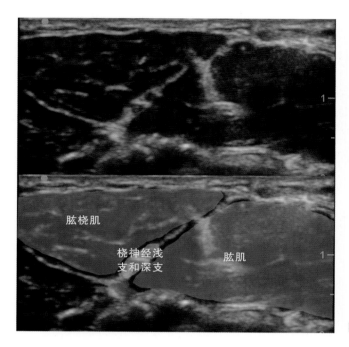

肱桡肌

桡神经浅
支和深支

肱肌

图 2.54　肘部桡神经。

3.为了确认此神经,从近心端沿手臂向上扫查。此神经应位于肱桡肌下方。从近心端扫查神经,其与肱骨关系密切。桡神经进入肱骨外侧桡神经沟,消失在肱骨的深部。

4.桡神经沿着肱骨远端桡神经沟走行。通常可见桡神经分为两支(浅支和深支)。

5. 桡神经可在任何可视的部位进行阻滞。为了确保最有效的阻滞,一般在桡动脉近心端注射局部麻醉药。穿刺针可以从探头内侧端或外侧端靠近桡神经。见图 2.55。

6.在神经周围的筋膜层面缓慢注射 3~5mL 局部麻醉药,观察其沿神经周围扩散情况。见图 2.56。

步骤——尺神经

1.尺神经可在肘部和腕部准确定位。在肘部,尺神经远端从肱骨内上髁和鹰嘴之间穿出。此处尺神经位于上肢前臂的深部,有受压的风险。沿着尺神经远侧端进行阻滞。

2.另外,也可以在腕部尺动脉旁定位尺神经。这一技术将在下节前臂阻滞中进行介绍。

3.利用解剖的体表标记帮助定位尺神经。尺神经位于尺骨鹰嘴与肱骨内上髁之间的尺神经沟(图 2.57)。将探头置于尺神经沟远端、肘部内侧。

4.首先确认尺侧腕屈肌,然后确认尺神经上面为屈肌、下面为旋前圆肌。见图 2.58。

5.在这些肌肉之间定位尺神经,其表现为低回声。圆形或椭圆形神经周围的神经鞘呈高回声环。

6.沿着神经远端直至肘部的扫查对于在注射前找到标准图像十分必要。

7.穿刺针从组织的前外侧向后内侧进针,神经位于此处。

8.缓慢注射 3~5mL 局部麻醉药,观察其沿神经周围扩散情况(图 2.59)。

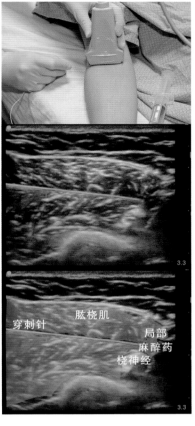

图 2.55　肘部穿刺桡神经。

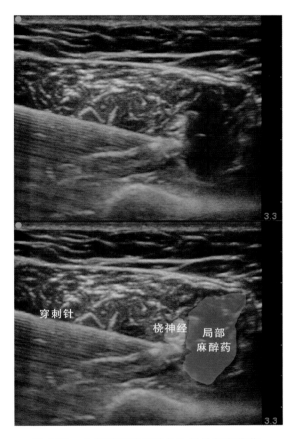

图 2.56　在肘部沿着桡神经注射局部麻醉药。

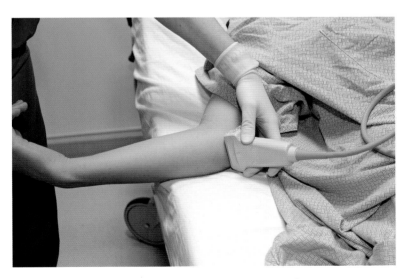

图 2.57　肘部背侧定位尺神经时的探头位置。

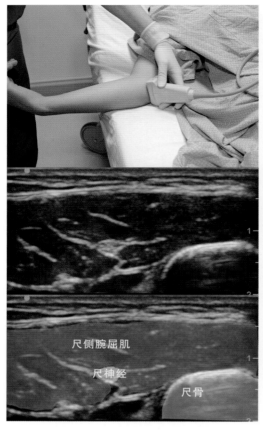

图 2.58 上肢前臂肘部背侧的尺神经及肘部肌肉的声像图。

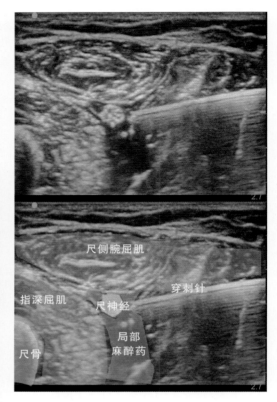

图 2.59 在肘部背侧沿着尺神经注射局部麻醉药。

前臂阻滞的扫查技巧

尺神经

1.将探头置于尺动脉上沿着屈肌皱褶处至腕部，以便在短轴切面可以观察到动脉。见图 2.60。

2.在尺动脉平面，尺神经表现为高回声。神经位于动脉的内侧。在此水平，神经可以很细小。

3.沿前臂向上扫查时，应保持尺动脉位于屏幕的中心位置。

4.在接近前臂 2/3 的位置，尺动脉与尺神经开始分开，这使得神经很容易显示。动脉和神经的分开走行减少了动脉的误穿。

见图 2.61。

5.尺神经呈三角形或椭圆形，周围呈高回声，中心呈蜂窝样低回声。其位于筋膜平面浅屈肌的下方。

6.穿刺针在平面内从探头周边内侧进入尺神经所在的筋膜平面。注意不要将穿刺针穿刺到神经内。

7.回抽无血后注入 2~5mL 局部麻醉药。

8.尺神经注射完成后，探头向外滑动，可见正中神经位于同一筋膜水平，但位于尺神经和动脉的外侧。见图 2.61。

正中神经

1.将超声探头沿着手腕关节皱褶处放置，以便在短轴切面观察屈肌腱。见图 2.62。

2.在此平面，肌腱和神经表现为高回声，非常相似。

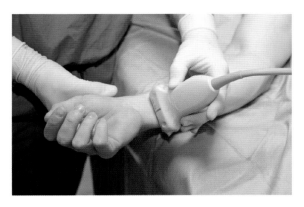

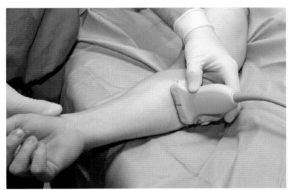

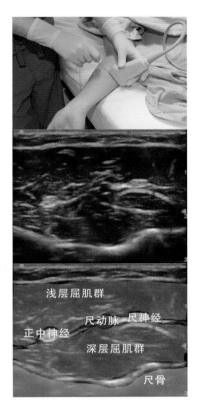

浅层屈肌群

尺动脉 尺神经

正中神经

深层屈肌群

尺骨

图 2.60　在腕部和前臂扫查尺神经时的探头位置。从腕部开始沿着尺动脉向上扫查直至动脉和神经分开。

图 2.61　在前臂沿着尺神经注射局部麻醉药。在相同的筋膜平面，在尺神经和尺动脉的外侧是正中神经。在这一平面，注射这两条神经比较容易。

3.沿手臂向上滑动探头。屈肌腱延续为屈肌继而消失。只有高回声的正中神经仍可见。

4.正中神经较尺神经粗大，由椭圆形变为三角形。正中神经的中心可见蜂窝样结构。它位于相同的筋膜层，在浅屈肌的深方，见图 2.62。

5.正中神经位于图像中心位置，进针平面可以位于内侧或外侧。

6.穿刺针在筋膜水平接近神经但不在神经内，注入 2~5mL 局部麻醉药直至神经被麻醉药包绕。

桡神经

桡神经分为几个浅支，使得前臂末梢的神经阻滞不完全。如上所述，我们建议在肘部进行桡神经阻滞，以便进行完全阻滞。

1.在手腕关节皱褶处将探头置于桡动脉上，以便在短轴切面观察动脉。

2.扫查桡动脉，观察桡神经从侧面与桡动脉汇合。

3.在桡动脉水平，桡神经表现为高回声。神经位于动脉的外侧。这一水平，神经很细小，很难在图像上分辨。

4.沿前臂向上扫查，将桡动脉置于屏幕的中心位置。

5.大约在前臂一半位置处，桡动脉和桡神经开始分开，这使得神经更容易观察。动脉与神经分开走行降低了误穿动脉的可能性。

6.桡神经表现为椭圆形，周围为高回声包绕，中心为蜂窝样低回声。

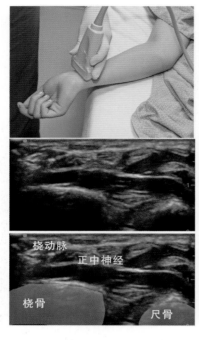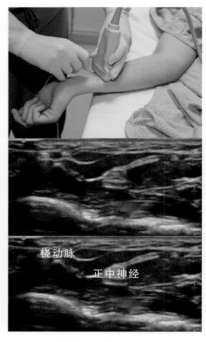

图 2.62　前臂正中神经阻滞时的探头位置。如果探头在腕部,正中神经很难与肌腱相鉴别。向上移动探头,肌腱移行为肌肉,但正中神经仍为高回声。可以在前臂正中或一旦能区分出正中神经时进行阻滞。

7.在平面内从探头外侧进针,进入桡神经所在的筋膜平面。注意不要将针置于神经内。

8.回抽无血吸后注入 2~5mL 局部麻醉药。

其他技术

这些阻滞通常十分表浅,也可使用平面外进针技术。在本书开始部分描述的原理在这里得以应用。

要点

● 由于上肢远端神经分支多变且有多个神经支配单一区域,使得完全麻醉阻滞上肢远端神经十分困难。上肢远端神经阻滞的主要优势是在镇痛的同时还能保留运动功能。

● 在前臂,神经在狭小的探头倾斜范围内表现为高回声。移动探头时要耐心且全面观察。滑动探头,停止,然后倾斜较大的角度。一旦该区域全面扫查后,继续移动探头。

● 如果要将这些阻滞结合全身麻醉药仅用于术后镇痛,通常使用较低浓度的麻醉药(例如:用 0.2%罗哌卡因而不用 0.5%的,或用 0.25%丁哌卡因而不用 0.5%的)。持续时间不会缩短并且镇痛效果相当。

● 如果在外科手术中应用止血带,进一步术中麻醉需要包括上臂内侧皮神经(肋间臂神经)。

(曹文　张谱　张岩　刘琦　译)

第 **3** 章
下肢超声引导区域麻醉

Jim Benonis, David Auyong, Stuart Grant

下肢神经的支配来源于腰丛及坐骨神经(图3.1)。与包含臂丛神经的上肢外周神经相比,下肢神经不容易对某一区域进行麻醉,至少需要阻滞两支外周神经才能对整个下肢进行麻醉或镇痛(图3.2)。单次注射神经阻滞剂以及持续外周神经置管均可用于麻醉及镇痛。腰骶丛神经麻醉药的注射部位由手术部位决定,由此来对不同区域的感觉及运动神经进行阻滞(图3.3和图3.4)。

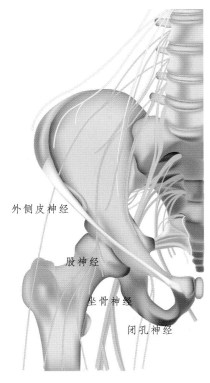

图 3.1　腰骶丛神经。

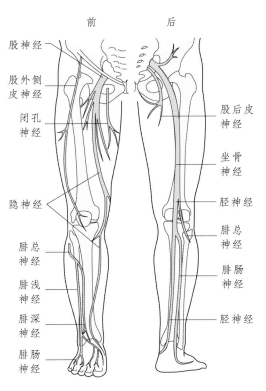

图 3.2　下肢主要神经。

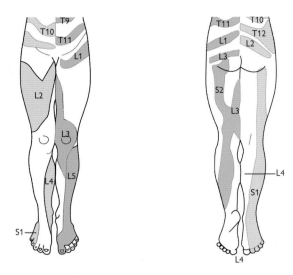

图 3.3　下肢皮肤感觉神经分布。

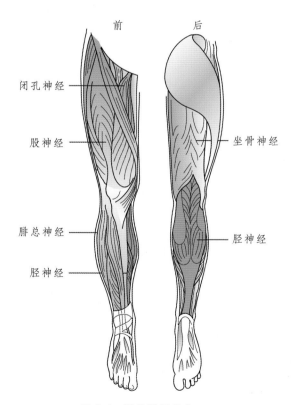

图 3.4　肌节神经分布。

股神经阻滞

股神经阻滞常用于大腿及膝关节镇痛。对于超声初学者来讲，尽管可以比较容易地找到股动脉及股静脉，但定位股神经存在一定难度。全面掌握方法，充分了解常见误区可以提高成功率。

解剖

股神经为腰丛最大的分支。股神经起源于L2~L4神经根腹支后，在髂肌上方下行，从腹股沟韧带处出骨盆。穿过腹股沟韧带后，股神经开始分支。股神经分支后，更难利用超声进行探查。而在这一分支层面上，神经血管结构的定位方法可以缩写为"NAVEL"——从外侧到内侧分别为股神经(N)、股动脉(A)、股静脉(V)、空隙(E)以及淋巴管(L)。

股神经位于阔筋膜与髂筋膜下方，股动脉外侧1~2cm处。可以借助超声来探查一些位置的变化。髂耻韧带从内侧将神经与动脉分离。髂耻韧带内侧、阔筋膜表面以及髂肌深层构成一个三角区域。股神经位于这个三角区域边界的下方，在髂筋膜下方、髂肌上方，这是超声引导股神经阻滞的重要解剖概念(图3.5)。

临床应用

股神经阻滞可提供大腿前部、股骨、膝关节、小腿内侧和足部的麻醉和镇痛。联合坐骨神经和闭孔神经阻滞则可以对整个下肢进行麻醉。股神经阻滞作为一个比较基础的技术，其成功率较高，并发症发生率较低，被广泛地应用于手术麻醉及术后镇痛。因此，它是最常见的下肢神经

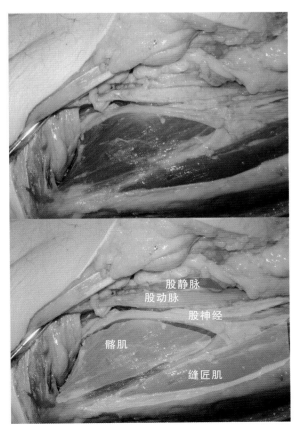

图3.5 新鲜尸体的股神经解剖。

阻滞。股神经阻滞也可用于膝关节手术，包括膝关节镜、前交叉韧带修复以及全膝关节置换术。坐骨神经阻滞常与股神经阻滞联合应用，为膝关节后部提供麻醉或镇痛。

技术

监测：EKG、NIBP、SpO_2 以及其他的监护仪器。

药品：氯己定醇。

超声准备

探头：高频线阵探头（10~15MHz）。

患者体位：仰卧位。

局部麻醉药选择：取决于手术适应证。长效神经阻滞时选用 0.5%罗哌卡因或 0.25%~0.5%丁哌卡因。短效神经阻滞时（例如卧床患者或术中止血带覆盖），可选用 1.5%甲哌卡因或 1.5%利多卡因。

穿刺针：100mm（4 英寸）短斜面神经阻滞穿刺针或导管放置用 Tuohy 针。

步骤

1.患者仰卧位，腿部外展，超声仪器放置于待阻滞侧的对侧。

2.将高频超声探头放置于术侧腹股沟区，探头方向与腹股沟平行。见图 3.6。

3.确定股动脉及股静脉。利用彩色多普勒以及静脉可被探头加压闭塞来鉴别股血管。见图 3.7。

4.在股部上下扫查近端及远端来确定股动脉的分支：股总动脉、股深动脉以及旋股外侧动脉。见图 3.8。

5.向动脉分支的近端扫查。应出现单一动脉以及单一静脉的图像。见图 3.7。

6.股神经位于股动脉分支上方外侧 1~2cm 处。神经表现为一个长圆形、扁平的高回声结构，位于髂肌上方。其内黑色的低回声区为神经束结构。见图 3.7。

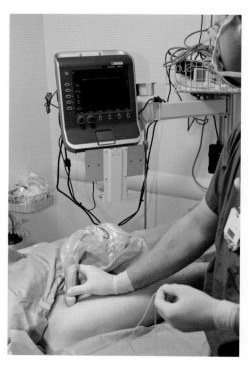

图 3.6　股神经阻滞时探头及超声屏幕位置。

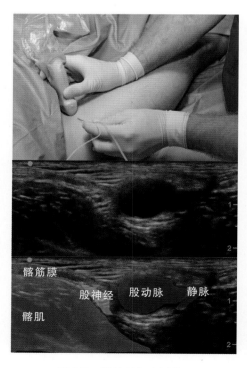

图 3.7　股神经超声图像。

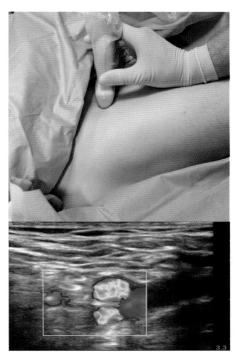

图3.8 股血管彩色多普勒超声图像。图中显示多条股动脉，这是重要的解剖标志。为了成功定位股神经，需扫描股动脉近端至其股深动脉和旋股动脉的分叉处。

7.阻滞时盲目穿刺动脉外侧的高回声三角结构将导致阻滞失败。这些高回声结构为筋膜和淋巴组织。神经位于髂筋膜深层（高回声三角结构的底部），应仔细探查。

8.与超声声束同一平面插入100mm（4英寸）阻滞针。

9.穿刺针在髂筋膜下方向股神经方向进针。

10. 穿刺针针尖插入神经深层和外侧。确保针尖位于髂筋膜下方(图3.9)。

11. 15~30mL的局部麻醉药分次注射，每次5mL。回抽无血时，方可注射。局部麻醉药在股动脉下方扩散。这确保了局部麻醉药注射在髂筋膜下方。如果超声不能显示局部麻醉药的扩散，应停止注射并确定针尖的位置。

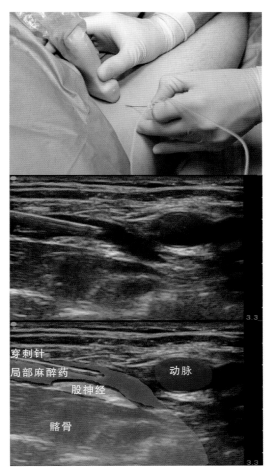

图3.9 股神经阻滞针尖位置。针尖位于股神经前方或后方均可成功进行阻滞，但在任何情况下，穿刺针必须在髂筋膜下方。可在图像中看到局部麻醉药扩散到髂筋膜下方。对于初学者来讲，其关键的标志是注意局部麻醉药在动脉下扩散。如果局部麻醉药扩散在动脉上方，则穿刺针不在髂筋膜下方。

其他技术

平面外进针法

除上述方法外，还可以在垂直于探头的方向进针。尽管与超声探头长轴同一平面进针可以利用超声随时观察到穿刺针尖的位置，但是垂直方向进针进行神经阻滞在技术方面更为简单，特别是对于超声检查经验不足的操作者来说，因为在与超声探头长轴同一轴面进针时难以进行观察。

1.按照上述步骤 1~8 区分股动脉、股静脉和股神经。

2.将股神经置于超声图像的正中位置。在这一位置时神经处于探头的正下方。

3.垂直于探头及声束方向插入 50mm（2 英寸）的穿刺针。选择这一技术则在超声图像上无法观察到完整的穿刺针图像。只能观察到穿刺针的横断面，进针时在图像上表现为一个点状高回声（图 3.10）。

4.可以稍微转动探头或稍微倾斜探头来确定穿刺针头的确切位置，而不是仅仅观察穿刺针的横断面图像。（见第 1 章"如何显示神经和穿刺针"部分）。

5.穿刺针头应根据需要向内侧或外侧插入来靠近神经。

6.可将电刺激和超声结合应用来确保穿刺针的位置合适。

7. 15~30mL 的局部麻醉药分次注射，每次 5mL。回抽无血时，方可注射。

8.局部麻醉药应在高回声的神经周围形成低回声的圆环，类似于 Donut 征。

导管

在膝关节成形术或前交叉韧带修复术后放置股神经持续麻醉导管可以提供持续镇痛。见图 3.11 和图 3.12。股神经持续麻醉导管可提高和延长镇痛效果，减少对阿片类药物的需求以及副作用的发生，同时缩短住院时间，提高术后康复和关节活动水平。

导管放置的具体细节请参考第 1 章"神经周围置管原则"。

并发症

如同所有的外周神经阻滞，股神经阻滞也会发生例如神经损伤和局部麻醉药中毒等并发症。尽管如此，由于股神经附近血管具有可压缩性，在腹股沟处股神经的位置表浅，其与脊髓和重要器官有一定距离，以及超声的引导，使得股神经麻醉的并发症较少，成为相对安全的外周神经阻滞方式。持续股神经阻滞最常见的并发症是感染。导管内细菌定植是较常见的，尤其是在导管放置超过 48h 时，而局部炎症的发生率很

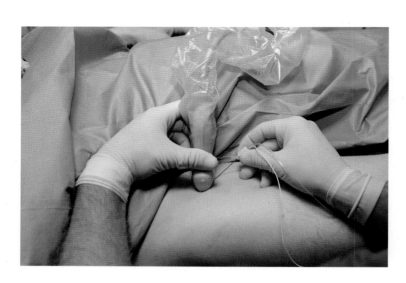

图 3.10　股神经阻滞平面外进针法。

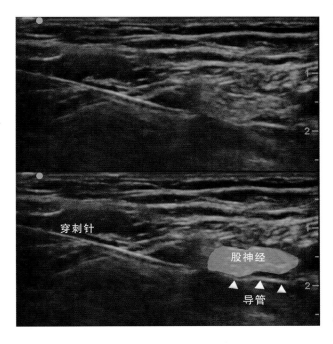

图 3.11　股神经及其旁的穿刺针以及股神经下方的导管。

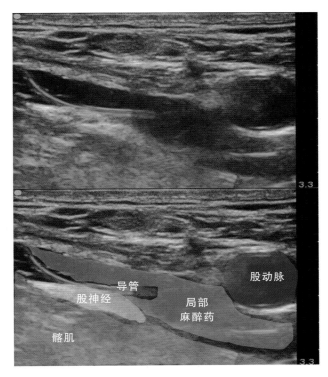

图 3.12　股神经上方的导管。局部麻醉药扩散至神经上方，与髂筋膜形成明显的分界。

低，严重感染则是非常罕见的并发症。如同其他下肢神经阻滞，由于肢体虚弱或无力，患者存在术后跌倒的风险。而另一个可能的并发症则是血管穿刺破裂及血肿。

要点

● 牢记"NAVEL"中提到的神经血管结构是由外侧向内侧的定位顺序。

● 使患者保持合适体位很重要，包括充分暴露腹股沟区。对于肥胖患者，血管鞘可以很好地收回，为保持体位则可以用若干宽 50mm（2 英寸）的大丝带将腿固定在对侧床栅栏上。

● 在腹股沟皱褶处放置探头开始扫查。肥胖患者的腹股沟皱褶处通常远离股动脉分叉处，应将探头向头侧移动扫查。

● 当神经刺激结合超声同时使用时，应考虑在神经刺激器关闭时向目标进针。这样可以避免表浅肌肉的收缩，因为表浅肌肉收缩会导致患者不适，从而难以保持穿刺针与超声探头在同一平面内。当穿刺针接近神经时，神经刺激器电流应从零开始逐渐增加，而不是从 1mA 或更高值开始。这也可增加患者的舒适度。

● 观察局部麻醉药是否在股动脉深层扩散来确保局部麻醉药注入髂筋膜下方。

● 股神经和股动脉的位置关系可发生变化。有时它与股动脉相邻，有时则可能位于股动脉外侧较远处。随着经验的积累，通过近端和远端的扫查以及调整探头的角度和压力，可以可靠地在髂肌上方识别股神经椭圆形高回声的结构。若股神经的位置仍存在不确定性，电刺激可能有助于确定其位置。

● 常见的解剖误区是将炎性淋巴结误认为股神经。淋巴结位于髂筋膜上方，而股神经位于髂筋膜下方，这一点不应混淆。见图 3.13。

隐神经阻滞

隐神经阻滞用来辅助坐骨神经阻滞，对膝盖下方提供完整的麻醉。隐神经是膝下股神经的延续，支配小腿内侧的感觉。因此，膝盖或小腿疼痛的感觉是由隐神经所支配。

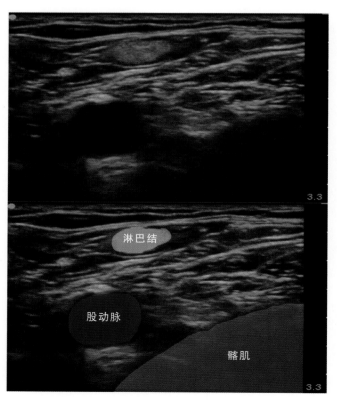

图 3.13 股部增大的淋巴结。

解剖

隐神经是股神经的末端分支。它是一个纯感觉神经，支配小腿及足部内侧，对大踇趾的支配则具有可变性。隐神经小分支支配内侧膝关节远端。在大腿的近端，隐神经位于股动脉前方（但与动脉确切关系可有变化）。隐神经在缝匠肌下方下行至大腿的中部(图3.14)。在大腿的远端，隐神经穿出收肌管与膝降动脉伴行下降。在膝关节内侧，隐神经穿出缝匠肌和股薄肌的止腱后移行为皮下神经，之后与大隐静脉伴行从膝盖下降至足踝部。隐神经阻滞的现有技术包括环形阻滞（区域阻滞），该技术依赖于表面某一点的麻醉。这种技术成功率很低。超声可以探查到神经及神经周围的结构，从而极大提高了成功率。

临床应用

隐神经阻滞与坐骨神经阻滞结合可提供小腿及足部的麻醉或镇痛。由于隐神经没有运动神经支配的功能，与股神经阻滞相比，隐神经阻滞术后患者跌倒风险较小。因此，隐神经阻滞适合门诊患者膝盖、足部或脚踝的手术。

技术

监测：EKG、NIBP、脉搏血氧仪。

药品：氯己定醇。

超声准备

探头：高频线阵探头(10~15MHz)。体重80kg的患者预期扫查深度为3~4cm。

患者体位：患者取仰卧位，膝盖弯曲，腿向外旋(类似于蛙腿的姿势)。

局部麻醉药选择：通常选用10mL局部麻醉药。由于这是一个局部纯感觉的麻醉阻滞，通常采用长效局部麻醉药，例如0.25%~0.5%丁哌卡因或罗哌卡因。

穿刺针：100mm(4英寸)短斜面神经阻滞穿刺针。

步骤

隐神经应在膝关节上方进行阻滞，阻滞部位为缝匠肌下方或大腿近端靠近股动脉处。

大腿远端隐神经阻滞

1.患者取仰卧位，腿向外旋或类似青蛙腿姿势。腿部稍外展，超声探头可恰好置

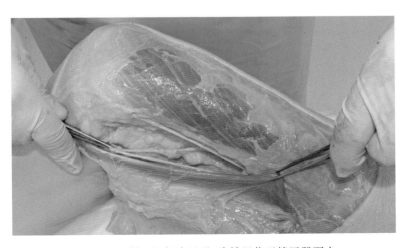

图3.14 新鲜组织标本显示，隐神经位于缝匠肌下方。

于小腿内侧。

2.超声探头横向放置于大腿前内侧膝关节上方约 100mm(4 英寸)处。见图 3.15。

3.股骨在图中显示为一个高回声的半圆。见图 3.16。

4.位于股骨前方的是股内侧肌。将探头向内后侧移动至股内侧肌消失。缝匠肌位于股内侧肌内侧,为一更小的肌肉。

5.从横切面观察隐神经在股内侧肌和缝匠肌之间或在缝匠肌深层。见图 3.17。

6.神经组织可以表现为一个高回声结构,但往往不容易观察到。常会有一个小的动脉——膝降动脉的隐支伴随神经走行。如果神经不易观察到,此动脉可作为神经的一个标记。但应避免将局部麻醉药注射入该动脉。彩色多普勒超声可显示该动脉。见图 3.18。

7.由于神经和动脉较小,在图像上不

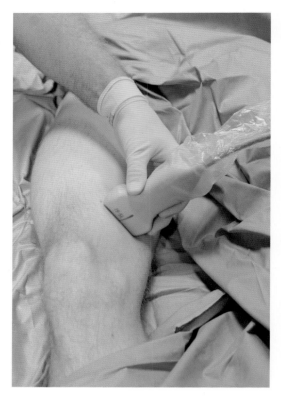

图 3.15　大腿远端超声探头扫查隐神经的位置。

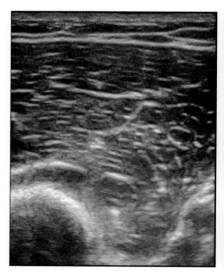
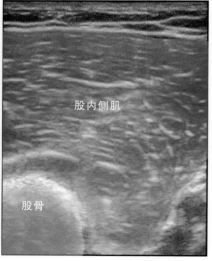

图 3.16　隐神经超声识别的关键标志是股内侧肌和缝匠肌。股骨则位于深层。

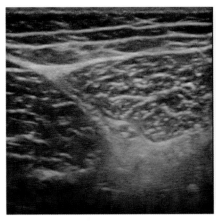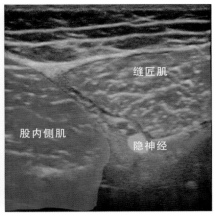

缝匠肌

股内侧肌

隐神经

图 3.17　超声图像显示,在大腿远端横切面可见隐神经位于股内侧肌和缝匠肌之间。图像中可见膝降动脉的隐支与神经伴行。

易显示,利用肌肉作为标志(股内侧肌和缝匠肌)可使神经阻滞更为准确。

　　8.选择平面内进针法,选用 100mm(4英寸)穿刺针,穿刺针从探头的前面进针,向后/内侧插入(图 3.19)。

　　9.穿刺针指向神经方向,若神经无法显示,则应插入缝匠肌深层。如果神经可见,局部麻醉药应分布在神经的高回声周围,或者分布在缝匠肌深层以及股内侧肌和缝匠肌之间。见图 3.20。

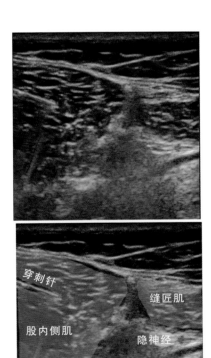

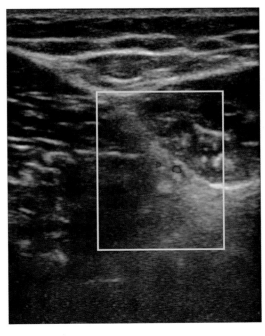

穿刺针

缝匠肌

股内侧肌

隐神经

图 3.18　膝降动脉隐支彩色多普勒超声图像。

图 3.19　平面内进针,穿刺针穿过股内侧肌到达隐神经。

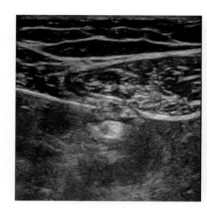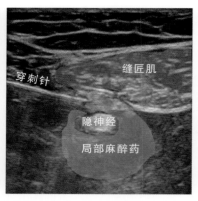

图 3.20　局部麻醉药注射于膝盖附近隐神经末端的周围。

其他技术

大腿中部隐神经阻滞

1.超声探头横切放置于大腿前内侧,膝盖和腹股沟中间位置。

2.探头向内侧移动至股动脉位置(图 3.21)。

3.动脉位于缝匠肌下方。神经与动脉的相对位置是可变的,它可以位于动脉的前方或后方。

4.神经为股动脉附近的一个高回声结构。其形状是可变的,可呈长圆形或三角形。

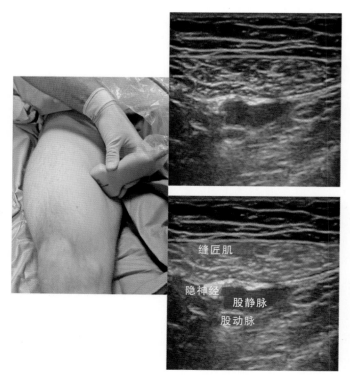

图 3.21　在大腿中部探查隐神经的探头位置。探头向内侧滑动,直至观察到股动脉位于缝匠肌下方。

5.穿刺针由外侧向内侧穿入,类似于大腿远端阻滞法。局部麻醉药注射在动脉的浅层及深层。

平面外进针法

除此之外,平面外进针法针尖应与超声探头相垂直。

1.使用上述相同的方法来定位股内侧肌和缝匠肌(大腿远端)或股动脉和缝匠肌(大腿中部)。

2.垂直于探头及声束方向插入 100mm (4 英寸)的穿刺针。该技术详见第 1 章"如何显示神经和穿刺针"部分。

3.插入穿刺针直至针尖接近隐神经。

4.可注射少量局部麻醉药来帮助确定针尖的位置。

5.于神经周围以及肌筋膜之间注射5~10mL 局部麻醉药。见图 3.22。

导管

放置隐神经持续麻醉导管可与坐骨神经麻醉相结合来为内踝、足部或大踇趾提供持续完整的术后镇痛。低灌注率(2mL/h)通常足以为隐神经支配部位提供良好的镇痛效果。

导管放置的具体细节请参考第 1 章

"神经周围置管原则"。

并发症

并发症主要有神经损伤、出血以及与神经阻滞相关的局部麻醉药毒性。

要点

● 多数情况下神经不可见。局部麻醉药应注射在缝匠肌筋膜下以及肌肉间 (股内侧肌和缝匠肌),而不是在肌肉内蔓延,这一点很重要。

● 在大腿远端,有时可发现膝降动脉的隐支在筋膜旁,股内侧肌和缝匠肌之间。在这一水平面,隐神经和此动脉的关系比较固定,可将此动脉作为隐神经的一个很好的标记。但是,这支动脉有时不能很好地显示出来。

● 采用大腿中部隐神经阻滞时,在下地行走前应确保股四头肌有足够的力量。由于支配股内侧肌的运动神经在大腿中部和隐神经伴行,在此部位对隐神经麻醉也可对该神经产生麻醉效果。

闭孔神经阻滞

闭孔神经支配内收肌、膝关节大腿内

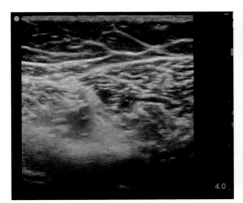
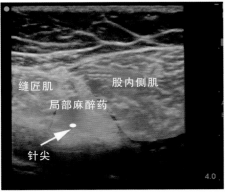

图 3.22 平面外进针法进行隐神经阻滞时局部麻醉药的注射。

侧和臀部。因此,闭孔神经阻滞可能对这些区域手术的麻醉与镇痛有益。

解剖

闭孔神经发自 L2~L4 脊神经的腹侧分支。闭孔神经下行穿过腰大肌,阻滞该神经可作为腰丛后路阻滞的一部分。该神经穿过闭孔进入股部,分为前支和后支。出闭孔向深处进入耻骨肌。最常见的是,前支走行于长收肌和短收肌间的筋膜面,后支走行于短收肌和内收肌间的筋膜面。闭孔神经解剖走行多变,而且并非总能被超声显示。

临床应用

闭孔神经支配髋、膝关节以及大腿内侧的皮肤感觉。闭孔神经是下肢的内收肌群的运动神经。由于在这些区域的支配性,在其他神经阻滞(股神经)未能提供足够的镇痛时,闭孔神经阻滞可作为补充阻滞。

技术

监测:EKG、NIBP、脉搏血氧仪。

药品:氯己定醇。

超声准备

探头:高频线阵探头(10~15MHz)。体

重 80kg 的患者预期扫查深度>4cm。

患者体位:患者仰卧位,下肢外旋。

局部麻醉药选择:通常需要 10~15mL 局部麻醉药。

穿刺针:100mm(4 英寸)短斜面神经阻滞穿刺针。

步骤

1.患者仰卧位,大腿外旋。

2.与股神经阻滞相同,暴露患者的腹股沟、腹股沟褶皱及大腿近端内侧。必要时,血管翳可贴在对面的床栏上。大腿可能要轻度外展以充分暴露大腿内侧。

3.将高频探头置于大腿近端,与腹股沟区皱褶方向一致(图 3.23)。

4.调节频率、增益以及深度,使超声图像最优化。4cm 的初始深度往往是比较合适的。

5.股血管的识别与股神经阻滞相同,股静脉位于股动脉内侧。

6.在大腿近端向内侧滑动探头,可看到耻骨肌和长收肌、短收肌在内侧汇合。见图 3.24。

7.长收肌位于短收肌表面,两者走行

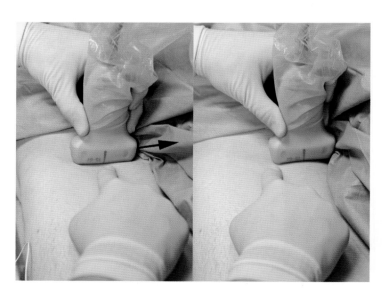

图 3.23 闭孔神经阻滞探头位置。探头放置于腹股沟褶皱内并向内侧移动。确定股动脉位置后(用手指在腿上进行标记),继续向内侧移动探头。

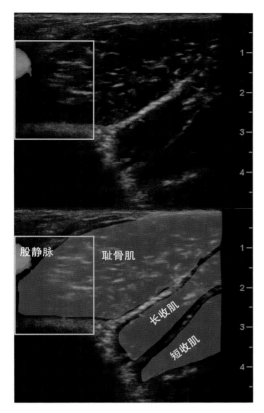

图 3.24 超声图像显示,耻骨肌位于股静脉内侧。图中标记出耻骨肌以及长收肌和短收肌的汇合处。

互相垂直。内侧肌肉是短收肌,其深面是大收肌(图 3.25)。

8.闭孔神经前支走行于长收肌和短收肌之间。超声图像上表现为两肌肉间的高回声结构。

9.闭孔神经后支走行于短收肌与大收肌之间。超声图像上也表现为两肌肉间的高回声结构。

10.神经可由近端到远端扫查,有助于确定其连续性。

11.平面内进针法从探头侧面进针,100mm(4英寸)的针尖先指向闭孔神经的后支,然后指向前支。见图 3.26。

12.如果神经未显示,针尖先指向短收肌和大收肌间的筋膜面,然后指向长收肌和短收肌之间的筋膜面。

13.如果神经无法显示,应注入适当的筋膜面。神经刺激有助于确认该处神经,但是没有必要,因为刺激会引起内收肌收缩。

14.在每个神经处注入 5~19mL 局部麻醉药通常就能达到有效阻滞。见图 3.27。

其他技术

患者体位如上,完成如上步骤 1~5。

1.一旦确认股静脉,向内侧寻找耻骨肌(图 3.28),耻骨肌紧贴静脉内侧。

2.移动探头至耻骨肌中部,旋转探头90°。探头应位于耻骨肌中部的矢状面。如

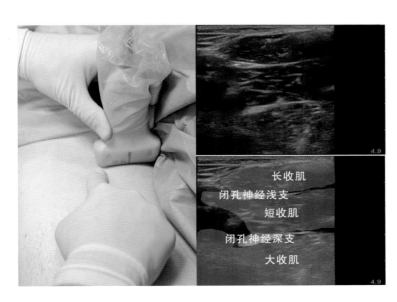

图 3.25 内收肌群图像(标记)。该图像显示的是比图 3.24 稍远的大腿切面图像。在该图像中能够辨识闭孔神经的浅支及深支。

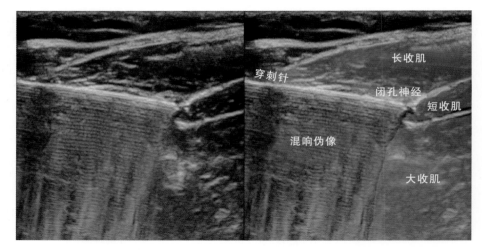

图 3.26 平面内进针法闭孔神经阻滞。混响伪像影响了其深处图像显示。

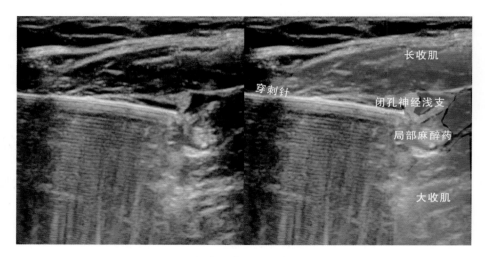

图 3.27 局部麻醉药在闭孔神经周围扩散。

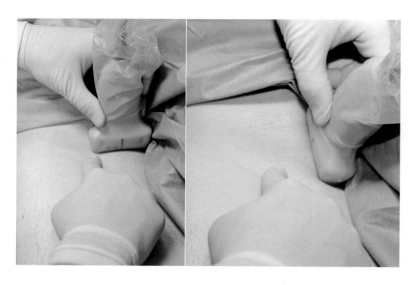

图 3.28 闭孔神经阻滞替代技术的探头位置。股静脉确认后,探头向内侧移动 2cm,然后旋转 90°。

图 3.29。

3.向头侧移动探头至耻骨上支处,耻骨上支表现为线样高回声,其后方伴有声影衰减。通常耻骨肌在股静脉内侧 2cm 处进入耻骨上支表面。

4.确定耻骨肌深、浅的界限。闭孔外肌位于耻骨肌深面。这两块肌肉被一个厚的筋膜带分离,该筋膜带内含有闭孔神经(图 3.25)。神经通常无法显示。闭孔神经分为深支和浅支,分叉处位置是可变的,可在闭孔神经出闭孔前,亦可在其出闭孔后。

5.一旦耻骨肌深层筋膜被确认,便可于探头尾侧平面内进针或者在探头中部平面外进针。见图 3.30。

6.针尖最终位于耻骨肌深层筋膜内。

7.回抽无血后,分次注入局部麻醉药,每次 5mL,总量为 10~15mL。

平面外进针法

此方法可用于垂直于探头进针。

1.完成上述步骤 1~10 来确定闭孔神经的前支和后支。

2.将 50mm(2 英寸)穿刺针垂直于超声探头和声束插入。

3.首先将针头推进到更深处的后支。如

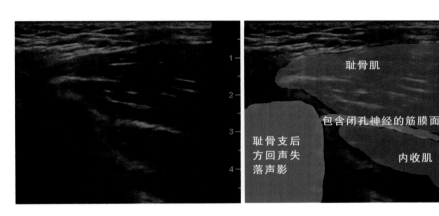

图 3.29　耻骨肌进入耻骨支及其深处(包含闭孔神经筋膜面)的超声图像。

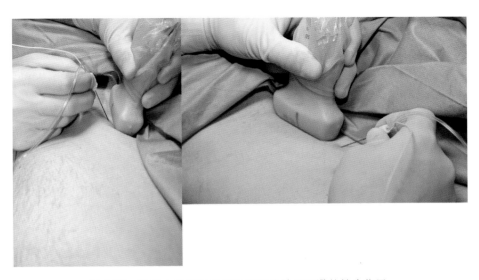

图 3.30　平面内及平面外进针法闭孔神经阻滞的针头位置。

果该神经无法显示，则将针头推进到短收肌和大收肌间的筋膜面。

4.在神经周围或在短收肌和大收肌间筋膜面注射 5~10mL 局部麻醉药。

5. 回撤穿刺针至浅层的闭孔神经前支。如果神经不能显示，将针尖置于长收肌和短收肌间的筋膜面。

6. 在神经周围或在长收肌和短收肌间筋膜面注射 5~10mL 局部麻醉药。

7.神经刺激有助于确定神经的位置。另外，少量的局部麻醉药注射也有助于确定针尖的位置。

并发症

神经损伤、出血和局部麻醉毒性是该神经阻滞的风险。对于从外侧至内侧的平面内进针方法，必须确认股静脉的位置，以免在进针过程中误穿入股静脉。

要点

- 闭孔神经阻滞通常无法为膝盖手术提供足够的麻醉作用，但是在股神经及坐骨神经阻滞后，如患者闭孔神经支配部位仍然有明显疼痛，其常常作为一种有效的补救措施。

- 先进行闭孔神经后支阻滞常常更容易。在该处注射局部麻醉药不会明显影响闭孔神经前支的辨识度。但是，如果先进行闭孔神经前支阻滞，局部麻醉药的注射会使后支距离更远，这也使得后支的辨识更加困难。如果无意中注入了部分空气，也可能掩盖位于深处的后支。

- 如果使用平面内技术，一定注意不要误穿入股静脉。

- 如果神经不能很好显示，应注意观察局部麻醉药在筋膜平面肌肉间的扩散，而不是观察肌肉。

后腰丛神经阻滞(腰大肌间阻滞)

现代超声技术和腰丛神经位置的局限性常常导致腰丛神经的可视化非常困难。在儿科和较瘦的患者中可以显示清晰。深部的神经，尤其是在肥胖的患者中显示受限。这导致了实时超声引导腰大肌间阻滞不如其他位置的超声引导阻滞应用广泛。然而，使用低频探头常可以观察到周围重要结构，包括椎体、棘突、横突和肾脏。这些结构可以指导穿刺针进入的部位和深度，以使其通过横突和腰丛。

解剖

腰丛神经是由 L1~L4 神经根的腹支构成的。神经从椎孔穿出，并沿腰椎横突前方走行，后进入腰肌的后部。腰大肌间阻滞是提供股骨、股骨外侧皮肤以及闭孔神经阻滞的唯一技术，可以导致完全麻醉或镇痛下肢由腰丛神经支配的区域，该技术对于腹股沟、髂腹下、生殖股神经以及腰丛神经的近侧支的阻滞方法多变。

临床应用

当腰大肌间阻滞与坐骨神经阻滞联合应用时，可以实现整个下肢的麻醉和镇痛。这种阻滞的临床应用包括髋部、大腿前部和膝盖的手术。由于其显著的临床作用，后腰椎神经阻滞被广泛应用，尤其是涉及髋关节和膝关节的手术。虽然后腰椎神经阻滞可以使接受髋关节和膝关节手术的患者明显受益，但是必须注意这种麻醉方法的风险和受益。其主要优点是完全覆盖腰丛神经支配的区域，而风险包括不可压迫性出血，以及阻滞实施过程中患者痛苦和操作难度增大。增加坐骨神经阻滞以覆盖大腿后侧和小腿区域可以增加后腰椎神经阻滞的作用。

技术

监测：EKG、NIBP、脉搏血氧仪。

术前准备：氯己定醇消毒后背，确保消毒范围完全覆盖针头穿刺点。

超声准备

探头：低频凸阵探头（2~5MHz），预期扫查深度>6cm。

患者体位：患者体位为手术侧侧卧位并轻微向前转动。臀部和膝盖屈曲，麻醉侧的下肢应该易于观察，以方便观察股四头肌抽搐和髌腱断裂。见图3.31。

局部麻醉药选择：一般需要30~40mL局部麻醉药，这是一个间隔麻醉，局部麻醉药需要在腰肌内扩散。与其他麻醉一样，需要注意避免发生血管内注射或吸收中毒。

穿刺针：100mm（4英寸）短斜面神经阻滞穿刺针。偶尔需要150mm（6英寸）的穿刺针。

步骤

1.将探头在背部进行横切以确定中线位置（图3.32）。

2.探头旋转90°，并将其放置在正中切面，以确定小关节面的高回声。向下计数这些关节面直到骶骨，再向上数到L4。见图3.33。

3.在L4，将探头返回到横向位置。在横突可见的情况下，横向滑动到一个宽的旁正中位置。其目的是将椎体置于屏幕的外侧面，并将附有腰大肌的横突置于图像中央。见图3.34。

4.在正中横切面上，探头从头侧移向尾侧，其目的是将探头置于L4与L5横突之间。当探头移动到横突头侧时，可以在横突水平深部显示腰大肌。如果图像中显示横突，则不能显示腰大肌。横突的高回声反射会导致深部图像衰减，并显示为黑色。见图3.35。

5.腰丛神经的显示常常在腰大肌内。腰丛的超声表现为肌肉内的白色高回声区域。神经根常常在更内侧的椎体边缘处显示。见图3.34。

6.穿刺针的进入位置为外侧或内侧。从外侧进入时，穿刺针经腰方肌进入腰大肌

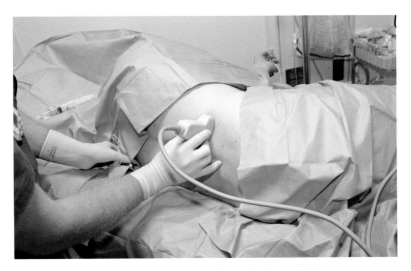

图3.31 后腰椎神经阻滞的患者和探头位置。

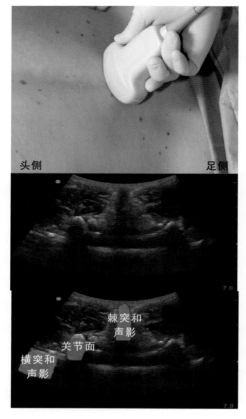

图 3.32　开始时，探头横向放置于背部正中位置，相应的超声图像显示出腰椎的解剖。

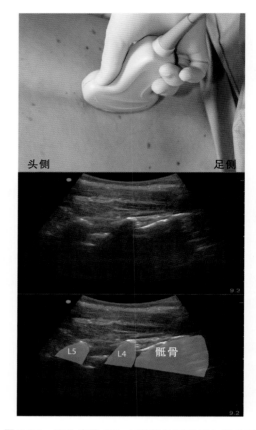

图 3.33　探头旋转 90°，在背部纵切面侧向滑动至正中位置。相应的超声图像显示腰部平面和骶骨。

内。该位置超声和神经刺激的联合应用有助于定位，如果神经不能清晰显示或者经刺激获得时，可将局部麻醉药注入腰大肌内。见图 3.36。

　　7.回抽无血后注射局部麻醉药，每次注射 5mL，注射时要缓慢谨慎，这非常重要。观察局部麻醉药在腰肌间的扩散是一项重要的安全措施。

　　8.如果腰肌或腰丛神经的图像不令人满意，则可以在体表标记横突标志，标出横突深度，放下探头，然后使用界标/刺激技术。

其他技术

　　在腰丛神经非常深的肥胖患者或者显像非常困难的患者中，可以在超声图像上获得很多有价值的信息。中线、L4 的横突及

其距体表的深度可以在超声图像上显示。一旦在体表标记这些点后，移除探头，可以进行传统的刺激性后腰丛阻滞。

旁矢状面法

　　除了上面描述的横向移向内侧的方式外，也可以在实时超声的引导下从头侧向尾侧移动以在旁正中面进针。

　　1.完成上述操作的步骤 1 和 2，找到 L4。在这个旁正中切面可以显示横突为高回声。横突为横断面，其深部有回声失落声影。在横突的阴影间可以清晰地显示腰大肌。见图 3.37。

　　2.探头位于旁正中位置时，横突可以在图像中显示，这时自探头尾侧插入穿刺针。腰丛神经有时可以在腰大肌内显示，为

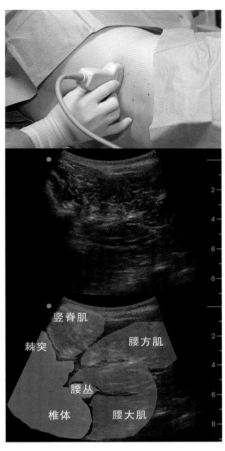

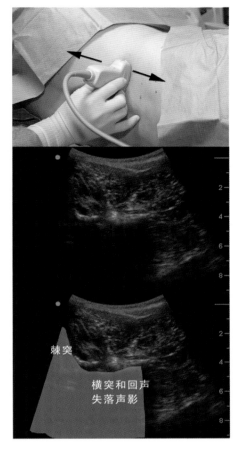

图3.34 探头置于L4水平外侧横向平面位置,相应的超声图像显示左侧的腰椎椎体以及腰大肌,腰丛神经可以在腰大肌内确定。

图3.35 探头如图中箭头所示向头侧和尾侧移动,以显示腰椎横突。横突会影响其深方腰大肌的显示。

明亮的高回声。

3.插入穿刺针直至腰肌内。神经刺激器有助于识别腰丛神经。注射技术同上所述。

导管

有刺激的或无刺激的穿刺针经由有刺激的 Tuohy 针置入。当使用有刺激的穿刺针时,穿刺前可用葡萄糖(D5W)扩大空间。导管距针尖几厘米处置入。

并发症

许多医师缺乏对于后腰丛神经阻滞的兴趣,这可能是由于它是一个在技术上比其他外周神经阻滞更具有挑战性的深部神经阻滞。对于一般患者,使用超声实时引导神经周围的局部麻醉是非常困难的。通常有能替代后腰丛阻滞的更容易的选择方法。后腰丛阻滞是一项仅在经过适当培训后才可以应用的技术。

由于穿刺针进入人体的深度达腰肌水平,这会存在误穿入血管和出现血肿的风险。已经有与该阻滞有关的大量腹膜后血肿的病例报道。手术患者应积极预防血栓,因为该位置深且不可压迫,邻近脊髓使出血的问题更加复杂。血管丰富区域使用大

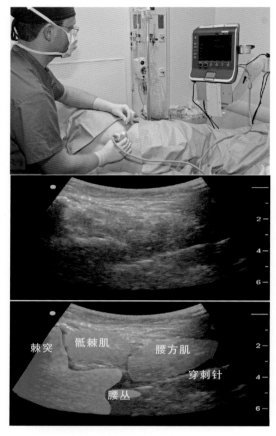

图 3.36　腰丛阻滞穿刺针进针位置及平面内进针穿刺针超声图像。

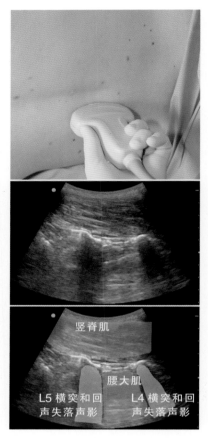

图 3.37　通过将超声探头平行于后正中线，并置于其外侧，可以显示椎体横突。横突的声影间可以显示腰大肌。

剂量的局部麻醉药会增加全身中毒的可能性。腰丛的神经根与硬膜外腔密切相关，且硬脑膜袖沿神经根走行，这导致了硬膜外或硬膜下局部麻醉药扩散的风险。局部麻醉药扩散至硬膜外腔的发生率为 15%。硬膜外扩散将会导致双侧下肢运动和感觉阻滞，并产生交感神经阻滞性低血压。由于这些风险，需要仔细选择麻醉药及给予的剂量。

要点

● 确保脊柱对齐，而不是过度旋转。

● 适当的镇静是必要的，这个过程可能不太舒服，原因有很多，包括穿刺针与骨膜接触，穿刺针穿过肌肉和神经刺激。最好在患者定位和标记解剖标志后开始镇静，因为镇静可以被充分地观察。

● 如果出现腘绳肌痉挛，则表明针尖与骶丛接触。应撤回针尖，向内侧进针，且偏向头侧。

● 局部麻醉药注射后出现肌肉刺激可能提示注射入血管或者硬膜套的针尖错位。应停止注射并重新定位。

● 避免局部麻醉药快速注射和高压注射，因为这可能导致神经损伤和局部麻醉药的硬膜外扩散。

后坐骨神经阻滞

超声引导近端坐骨神经阻滞即使对于

专家来说经验也十分有限。坐骨神经是人体中最大的神经,但却难以定位。通常这种神经阻滞应在获得最佳图像的位置进行,但最佳的图像位置因患者而异。

解剖

骶丛神经由 L4~S3 神经根的腹侧支构成。这些神经根在骶骨外侧的前表面汇合,并在上梨状肌的前表面汇合成坐骨神经。坐骨神经是骶丛的主要终末支,是人体内最大的神经,其起始处大约有拇指粗细。形成后不久,坐骨神经穿过坐骨神经孔离开骨盆,然后发出股后皮神经。然后神经的主要部分在股骨和坐骨结节的大转子之间下行。神经沿股二头肌深部下行,在腘窝折痕上几厘米处分为胫总神经和腓总神经。坐骨神经也沿其走行发出不同的关节和肌肉分支。

临床应用

坐骨神经阻滞可以实现大腿后侧、膝盖、大部分的小腿、踝关节和足部的麻醉和镇痛。坐骨神经可以在各种位置进行阻滞,包括近端和远端。超声已经应用于坐骨神经阻滞中,可在臀肌、臀下肌水平采用后入路,或者在大腿近端采用前入路。更远端坐骨神经可以在接近腘窝分为腓总神经和胫神经的分叉处进行阻滞。近侧坐骨神经阻滞经常与股神经阻滞一起使用,以对膝盖后部分布神经(如前十字韧带修复术或全膝关节置换术)提供镇痛。

技术

监测:EKG、NIBP、SpO$_2$ 以及其他必要的仪器。

药品:氯己定醇。

超声准备

探头:低频凸阵探头(2~5MHz)。

患者体位:侧卧位。

局部麻醉药选择:取决于手术适应证。长效神经阻滞可选用罗哌卡因或丁哌卡因。短效神经阻滞(如卧床患者),甲哌卡因或利多卡因都可以采用。

穿刺针:100mm(4 英寸)短斜面神经阻滞针或 Tuohy 针用于放置导管。

步骤

1.将低频超声探头横向放置于大腿后侧,以确定股骨。见图 3.38。

2.滑动探头至股骨大转子近端。

3.将探头沿股骨大转子缓慢下滑,将臀大肌置于图像的中心。在该位置大转子应该在屏幕的边缘。见图 3.39。

4.坐骨神经位于臀大肌深部和股方肌

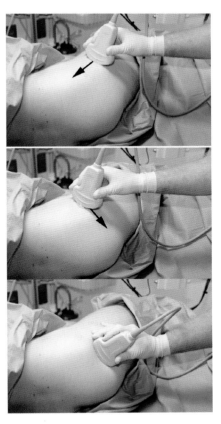

图 3.38 移动探头以识别坐骨神经。探头向上移动至股骨大转子。然后将探头匀速移动至股骨大转子和坐骨之间。

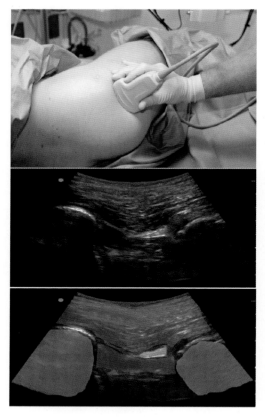

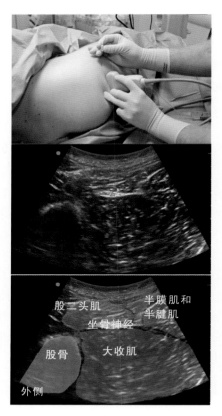

图 3.39 探头位置和相应的超声图像显示坐骨神经的位置深至臀大肌，并位于股骨大转子和坐骨之间。

图 3.40 扫描坐骨神经至臀沟皮肤皱褶处。此处坐骨神经往往容易识别。在这个位置，可以在股二头肌和大收肌之间找到坐骨神经。

浅部。它表现为椭圆形或三角形高回声。

　　5.如果坐骨神经不能立即显示，扫查大腿的更远端，寻找臀大肌下方的高回声神经。

　　6.在大腿远端，可在股二头肌和大收肌之间找到坐骨神经。在这里，神经将位于后臀肌远侧几厘米处的最浅位置（多数情况下最容易显示）。见图 3.40。

　　7.穿刺针应在平面内从横向到内侧插入。应用神经刺激器可确认针头位于坐骨神经附近。

　　8.针尖位置应首先是横向且稍微深于神经。局部注射并观察药物在神经后方扩散的整个过程。见图 3.41。

　　9.缓慢回撤穿刺针至神经所在的筋膜平面。注射麻醉药使局部周围神经麻醉。见图 3.42。

　　10.如果局部麻醉药扩散不满意，直接将穿刺针向内侧移至坐骨神经的胫神经部分进行注射。坐骨神经的胫神经部分更粗大，如果内侧部分（胫骨）的周围有局部麻醉药扩散，则神经阻滞将趋向于更完整。见图 3.43。

　　11.每次回抽无血后缓慢注入麻醉药。放置连续坐骨神经导管可以实现长时间的镇痛。

其他技术

骶骨旁

　　骶骨旁法用于显示坐骨神经近心端。

但该法对于肥胖患者比较困难,而且没有骨骼支撑来防止针进入骨盆。

1.患者侧卧位,小腿伸直向上,固定,弯曲小腿(西姆斯卧位,半卧位)。

2.将探头向头侧横向滑动至大转子,并滑向内侧。见图3.44。

3.探头下方可见髂骨的高回声反射。髂骨内侧是高回声声影中的间隙(坐骨大孔),其内侧是骶骨的高回声反射。

4.坐骨神经位于髂骨和骶骨之间的间隙内,通常位于梨状肌下方,显示为椭圆形高回声结构。

5.该阻滞深达骨盆内的神经时将非常危险。

置管

坐骨神经连续置管可用于对小腿、踝关节和足部的术后镇痛。对于膝盖以下位置的手术使用臀肌入路而不是腘窝入路的缺点是可能会导致一定程度的腘绳肌运动

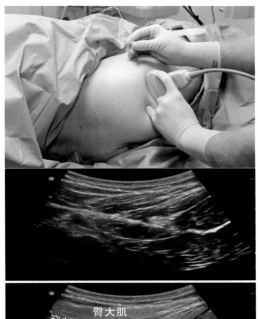
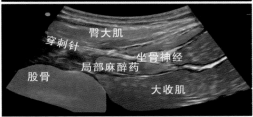

图3.41 坐骨神经阻滞平面内进针和注射。可以识别坐骨神经周围的局部麻醉药。

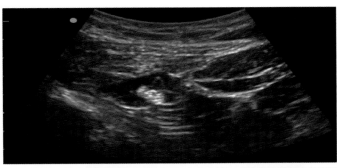
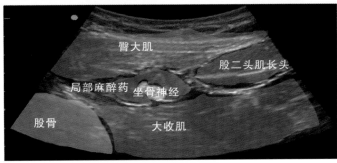

图3.42 坐骨神经注射后图像。

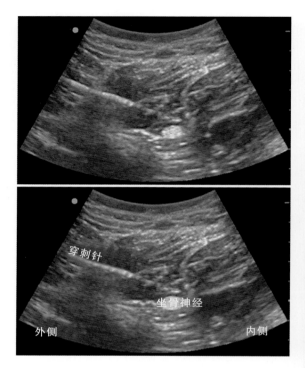

图 3.43　坐骨神经内侧注射对于阻滞该神经胫神经部分非常重要。

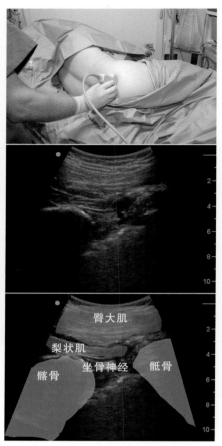

图 3.44　骶骨旁坐骨神经阻滞的患者和探头位置。 向头侧移动探头至股骨大转子，然后滑向内侧。超声标志为髂骨和骶骨。在深至股骨大转子和梨状肌的位置识别坐骨神经。

障碍，使行走（即使使用拐杖）更加困难，并且患者有较高的跌倒风险。臀坐骨神经导管也可以作为膝关节手术后的一种辅助股神经导管，如全膝关节置换术或前十字韧带的修复术后。

　　导管应留置在坐骨神经内侧（胫骨部分），因为这是神经较粗大的部分。

　　请参阅第 1 章"神经周围置管原则"中关于置管的具体描述。

要点

　　● 坐骨神经在臀沟水平通常很难观察到，尤其是肥胖患者。沿着神经在近端和远端扫查将有助于显示正确的解剖结构。在臀下皮肤皱褶远端 5~10cm 神经最表浅，往往最容易显示。

　　● 局部麻醉药在坐骨神经的内侧（胫骨）部分扩散是上述阻滞成功的关键。最后，在神经内侧连续置管也有助于麻醉的

成功。

　　● 有时识别附近的血管对于确定坐骨神经的位置和避免血管穿刺很有帮助。在臀下水平，可以在神经内侧发现臀下动脉。

　　● 从探头的外侧几厘米处穿刺进针，以得到更浅的阻滞针角度，并更好地显示阻滞针。如果开始时太靠近股骨外侧，会妨碍阻滞针穿刺神经。

　　● 坐骨神经阻滞是连续的，在超声引导下，局部麻醉药可以从腘窝向上至坐骨大孔在神经走行的任何位置进行。神经上方有止血带时，尽量保证不进行神经阻滞。

　　● 为了确认潜在的目标是坐骨神经，

使用超声沿其走行路径向下扫描至胭窝跟踪显示。神经是连续的,而其他的非神经结构会消失。

● 为了确认潜在的目标是坐骨神经,将旋转探头90°,以获得所述神经的纵向视图。在纵向图像上,神经看起来像一个长的连续的电缆状结构。见图3.45。

前坐骨神经阻滞

由于神经在大腿根部的深度,使得超声引导前坐骨神经阻滞成为一种先进的技术。如同后入路,确定前坐骨神经阻滞是很困难的。前入路的主要优点是能够不翻转患者就进行坐骨神经阻滞。

解剖

骶丛神经由L4~S3神经根腹侧支构成。这些神经根在骶骨侧面的前方开始融合,在梨状肌上缘前面汇合形成坐骨神经干。在其形成后不久,坐骨神经通过坐骨大孔出骨盆。然后经大腿内侧到达股骨,位于内收肌群前和股后肌群后。从大腿前部进行超声成像时,神经通常几厘米深,位于高回声股骨的内侧。股动脉和静脉以及大腿的深动脉和静脉位于该神经表面,应该在进针前确认。

临床应用

前坐骨神经阻滞方法可以对膝盖、大部分小腿、脚踝和足部进行麻醉和镇痛。坐骨神经可以在不同的部位被阻滞,包括近端和远侧(见坐骨神经的后段和胭窝部阻滞部位)。临床上,前坐骨神经阻滞最大的益处是患者无需侧卧或仰卧就可以阻滞大部分的膝盖和腿。前坐骨神经阻滞联合股神经阻滞可以在与仰卧位相似的皮肤部位进行(在几厘米内)。

技术

监测:EKG、NIBP、SpO$_2$以及必要的仪器。

药品:氯己定醇。

超声准备

探头:低频凸阵探头(2~5MHz)。体重80kg的患者预期扫查深度为4~6cm。

患者体位:患者仰卧位,待阻滞侧腿呈蛙腿的姿势(外旋和膝盖弯曲)。

局部麻醉药选择:取决于手术要求。对于长效神经阻滞,使用罗哌卡因或丁哌卡因。对于短效神经阻滞(如非卧床患者),可以使用马比佛卡因或利多卡因。

穿刺针:100mm(4英寸)短斜面神经

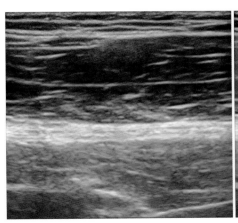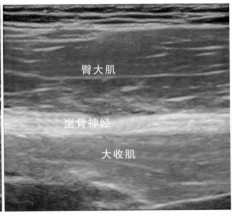

图3.45　坐骨神经纵轴图像。

阻滞针或硬膜外穿刺针进行导管定位。

步骤

1.将患者腿部外旋并弯曲90°仰卧。见图3.46。

2.将低频超声探头横向放置于需要定位股骨的大腿上,距股骨折痕远端5~10cm处。股骨呈高回声半环。见图3.47。

3.向股骨内侧滑动探头显示大腿内侧肌肉。见图3.47。

4.在股骨内侧确定内收肌群的进针部位,通常是大收肌。大收肌深方应该是高回声的坐骨神经,约1cm宽。坐骨神经深方(后方)是腿后肌群,通常是股二头肌。见图3.47。

5.股骨可以很好地标记神经深度。坐骨神经应该在同一深度,或者仅仅是比同一平面的股骨稍微深一点。

6.如果神经不能被立即探查到,倾斜探头瞄准头侧或足侧,使神经在超声图像上更为明显。一旦发现神经位置,向头侧或足侧滑动探头来确认。如果神经变得不那么明亮,再次倾斜探头来改善图像。在几厘米范围内滑动探头,神经应该保持高回声。

7. 评估穿刺路径上可能存在的表浅结构,包括股动脉和静脉及其分支。见图3.48。

8.阻滞针应该从内侧到外侧插入平面。神经刺激器可用于确认穿刺针在坐骨神经附近。

9.针尖最初应该在内侧、神经的深层。注入局部麻醉药并观察其在神经远端的扩散。见图3.49。

10.尝试用局部麻醉药阻滞周围神经。大多数局部麻醉药应位于神经的内侧部分(胫骨),因为它是神经较粗大的部分。在神经的内侧部分注射合适浓度的局部麻醉药将达到更可靠的阻滞效果。

11.每次回抽无血后缓慢注射麻醉药,剂量逐渐加大。持续坐骨神经置管可以延长镇痛时间。

其他技术

平面外进针法

可以采用平面外进针法,见第1章"如何显示神经和穿刺针"。当针刚进入神经内侧时跟踪显示针尖。对于最可靠的平面外方法,只是在坐骨神经的内侧和外侧注入。

坐骨神经的长轴位显示

坐骨神经也可以在长轴位显示。按照

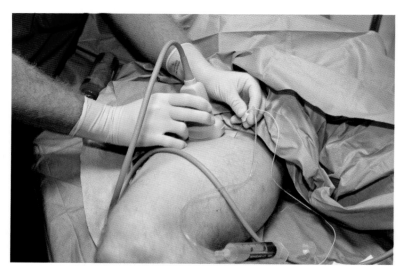

图3.46 前路坐骨神经阻滞探头和探针定位。

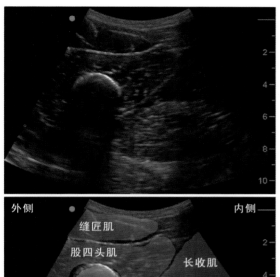

外侧　　　　　　　　　　内侧

缝匠肌

股四头肌

长收肌

股骨和回声
失落声影

大收肌

坐骨神经

腘绳肌

图 3.47　前路坐骨神经阻滞超声图像。在股四头肌前方标记股骨。坐骨神经位于大收肌与腘绳肌之间。

上述步骤 1~7 定位坐骨神经。探头旋转 90°，使神经在超声图像中显示其走行。现在可以在平面内或平面外进针，在神经周围进行局部麻醉。

找到坐骨神经的一个辅助办法是先在长轴位扫描股骨及其后方回声失落声影。见图 3.50。

接下来，保持与股骨的长轴位平行，在股骨内侧滑动探头，并观察坐骨神经在屏幕上的走行。见图 3.51。

注射局部麻醉药后，可以利用长轴视图。探头旋转 90°在长轴位显示沿神经走行扩散的局部麻醉药。见图 3.52。

导管

坐骨神经连续置管可用于外科手术后小腿、脚踝和足部的持续镇痛。可以使用这种方法放置导管，然而，由于这一阻滞的深度和内侧插入，其他方法可能更好。导管应放置在坐骨神经的内侧(靠近股骨)，因为这是坐骨神经最大的分支。

见第 1 章"神经周围置管原则"一节。

要点

●由于深度问题，应用前路手术可能会很难显示坐骨神经。应使用低频 (1~5MHz)超声探头并做出适当的调整(频率、增益、聚焦)辅助成像。

●如果开始没有发现神经，向近端和远侧滑动探头。神经可能在其他部位更易于显示。

●确定股骨小转子(股骨内侧的圆截面)。通常在股骨小转子远侧和内收肌群坐骨神经更易于显示并容易辨认。见图 3.53。

●确认神经，可向内侧滑动探头，然后向远端移动，跟踪显示神经至腘窝处，此处

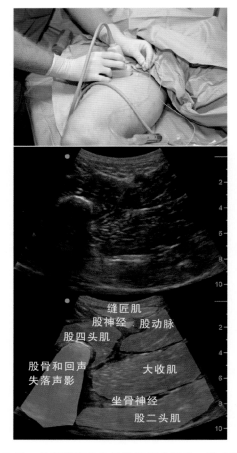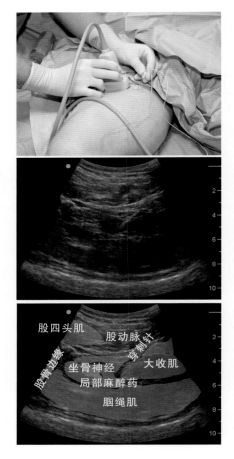

图 3.48　经前路探查坐骨神经超声图像，股动脉和股神经在浅层成像。进针时需要小心，避免误穿上述组织。

图 3.49　平面内进针对前路坐骨神经阻滞更具优势。

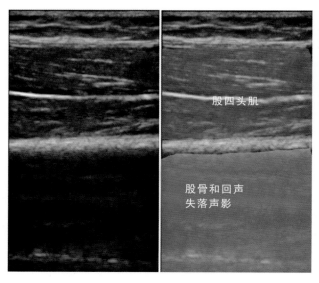

图 3.50　探头纵向置于股骨时的超声图像。

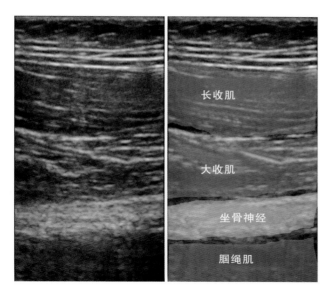

图 3.51 探头平行放置于股骨内侧的超声图像。在此图像上可见坐骨神经走行于大收肌深方。

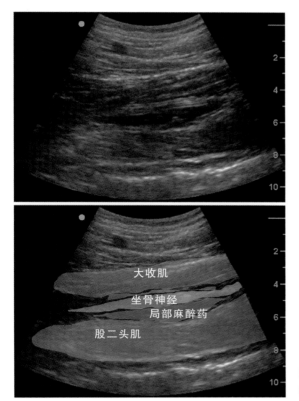

图 3.52 穿刺后坐骨神经纵向声像图。可见局部麻醉药沿着坐骨神经扩散。

神经与腘动脉和腘静脉紧密伴行。

● 局部麻醉药在坐骨神经的内侧（股骨）扩散是成功的关键。最后在神经的内侧

放置一个留置导管也会提高成功率。

● 在探头的边缘几厘米处进针可以获得更浅的进针角度，使穿刺针更容易显示。

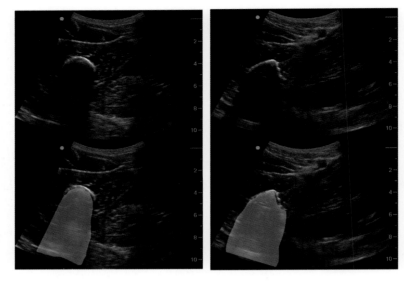

图 3.53　股骨干和小粗隆水平轴位声像图。在股骨内侧小粗隆有独特层面图像。

腘窝坐骨神经阻滞

引言

　　腘窝是腘窝坐骨神经阻滞到达坐骨神经最表浅的点之一。在适当的技术条件下，神经阻滞应采用最容易显示的入路，因为进针路径可以与超声束垂直。而且，若胫神经和腓总神经在该处被同时阻滞，则膝下可达到完全的阻滞和镇痛作用。

解剖

　　坐骨神经在大腿后侧的腘绳肌间下行。半膜肌和半腱肌在坐骨神经的内侧，股二头肌在坐骨神经的外侧。坐骨神经在腘窝皮肤皱褶上方分为腓总神经和胫神经（图 3.54）。腓总神经在胫神经的外侧走行，在腓骨头的正后方下行。胫神经与腘动静脉伴行，下行至小腿。在腘窝皱褶水平处腘动脉位于胫静脉深处，胫静脉位于胫神经深处。胫动脉、胫静脉及胫神经间的相互关系是成功阻滞的重要标记。

技术

　　监测：EKG、NIBP、脉搏血氧仪以及其他必要的仪器。

　　药品：氯己定醇。

　　超声准备

　　探头：高频线阵探头（10~15MHz），体重80kg的患者预期扫查深度为 3~4cm。

　　患者体位：侧卧位。

　　局部麻醉药选择：取决于外科适应证。如需长时间的神经阻滞，可用罗哌卡因或丁哌卡因。短时间的神经阻滞（例如不卧床的患者）可用甲哌卡因或利多卡因。

　　穿刺针：100mm（4 英寸）短斜面神经阻滞针或 Tuohy 针用于导管替换。

步骤

　　1.患者侧卧位。待阻滞侧的膝盖稍弯曲 10°~20°。见图 3.55。

　　2.在腘窝皱褶处横向放置一个高频线阵超声探头。在膝盖顶端轴向扫查。

　　3.定位腘动脉，显示为一搏动的无回声圆环。

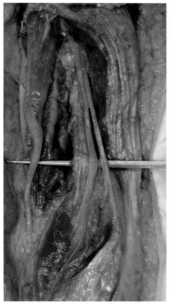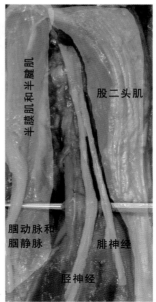

半膜肌和半腱肌

股二头肌

腘动脉和
腘静脉

腓神经

胫神经

图 3.54　腘窝的新鲜尸体组织解剖。在腘窝皱褶处,动脉在静脉的深处,静脉位于胫神经的深处。

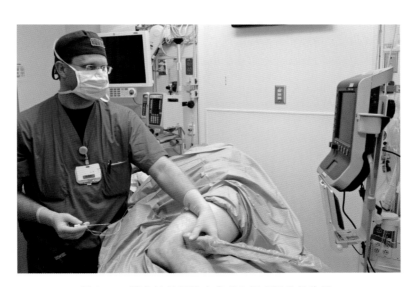

图 3.55　腘窝神经阻滞中患者和超声探头的位置。

4.在图像上腘静脉位于腘动脉的表浅处。彩色多普勒和探头加压扫查可以用来确定血管。见图 3.56。

5.在腘静脉的表浅处或稍向内侧定位胫神经,常表现为一个伴有蜂窝样低回声的高回声环(图 3.56 和图 3.57)。

6.腓总神经位于胫神经的外侧(图3.56 和图 3.57)。如果开始没有发现神经,将探头沿腿部上移可显示。

7.向远端倾斜探头以获得神经的明亮图像。见图 3.58。

8.沿腿部向上向近心方向追踪这些神经,两条远离的神经——胫神经和腓神经将汇合成坐骨神经(图 3.59)。

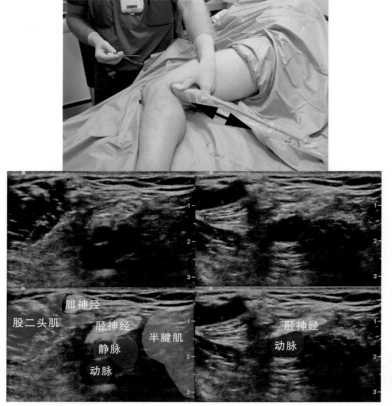

股二头肌 腓神经 胫神经 静脉 动脉 半腱肌 胫神经 动脉

图 3.56 腘窝的超声图像。左图中探头未加压，腘静脉可见。右图中探头加压，腘静脉不可见。胫神经在腘窝皱褶水平立即走行于腘静脉浅处。

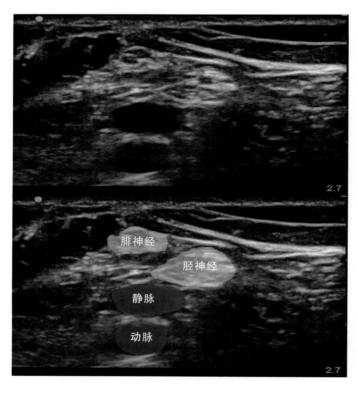

腓神经 胫神经 静脉 动脉

图 3.57 腘窝区域的胫神经和腓神经超声图像。腓神经在胫神经的浅处外侧。

9.注射的理想位置恰好位于分支点远处，那里刚好有足够的空间可以在不损伤任何一条神经的情况下在两条神经间进针。

10.一个 100mm（4 英寸）穿刺针与超声束在同一平面内，从大腿外侧穿刺进针。估计神经的深度后将针插入相同深度。这样穿刺针易于显示。见图 3.60。

11. 在两条神经之间进针，回抽无血

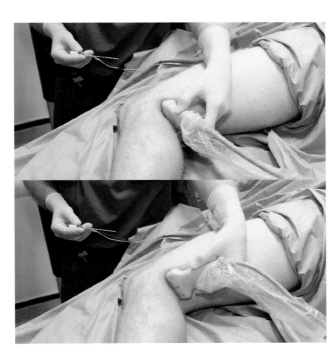

图 3.58　腘窝处探头的位置对识别神经很重要。大角度倾斜探头，朝向腿部远端（如下方图片所示），常会使神经更容易显示。

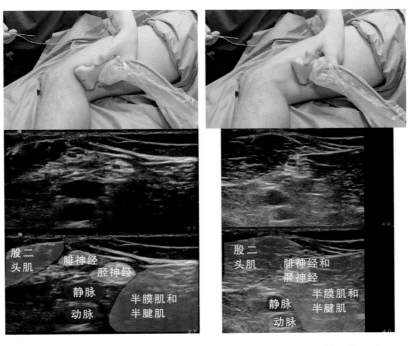

图 3.59　超声图像显示沿腿部向近心端追踪时腓神经和胫神经的汇合。

后,注入 20~40mL 局部麻醉药,剂量递增。如果需要,穿刺针应在超声引导下重新置位,这对保证神经周围的局部麻醉药扩散是必要的。见图 3.60。

12.如果穿刺针不能安全进入神经之间,可在支配足部的大多数感觉的胫神经周围(靠近内侧)注射局部麻醉药。见图 3.61。

其他技术

平面外进针法

平面外进针法与传统的神经刺激途径非常相似。这一方法最好让患者在床上俯卧。

1.用前述步骤定位坐骨神经。

2.在垂直于超声探头和声束方向插入一个 100mm(4 英寸)穿刺针。

3.使用平面外进针技术穿刺(见第 1 章)。

4.推进针尖使之靠近(内侧或外侧)坐骨神经。

5.电刺激可能在确定针尖位置时有用。

6.在神经周围注射 20~40mL 局部麻醉药。为达到最佳局部麻醉效果,可以调整穿刺针位置。

文献中有关于患者仰卧位,操作者用支撑物放在小腿下方完成腘神经阻滞的病例报道。若患者转动困难的话,这种方

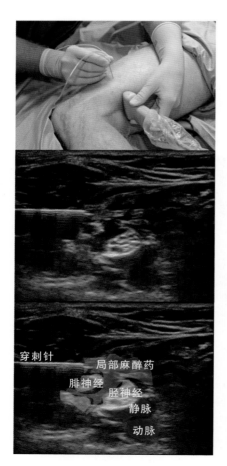

图 3.60 腘窝处穿刺针和注射局部麻醉药的平面内图像。

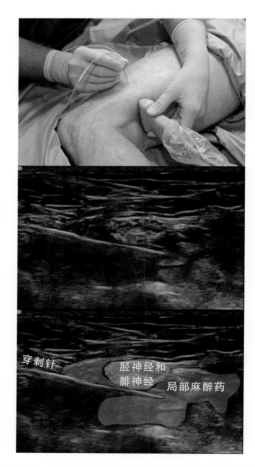

图 3.61 腘窝处穿刺针进入神经内侧(胫侧)的图像。胫神经注射对腘神经阻滞成功麻醉很重要。

法很有用。问题是超声探头位于膝盖后方，操作更困难，倾斜声束使神经显示为高回声更难。而且在神经阻滞过程中更加难以控制超声探头。这种方法很难放置导管并保持不动。

导管

导管技术与单次注射腘窝神经阻滞相似。理想的导管位置在胫神经和腓神经之间或在胫神经上(神经内侧)。见第 1 章"神经周围置管原则"以获得外周神经置管的更多信息。

并发症

许多其他神经阻滞的并发症在坐骨神经阻滞时也会发生，包括感染、穿刺血管、血肿、局部麻醉药中毒以及神经损伤。在腘窝坐骨神经阻滞水平，腘动脉与腘静脉紧密相邻。坐骨神经阻滞特别的一点是，术后由于足下垂和相关的步态紊乱，存在摔倒

的风险。患者需要仔细评估，并在坐骨神经阻滞前给予专门的指导以避免术后跌倒。

要点

● 在使用彩色多普勒时，挤压小腿可帮助辨别腘静脉。这对于只有少量或无动脉血流的血管病变或糖尿病患者有用。

● 即使有超声引导和完全的局部麻醉药周围扩散，这一神经阻滞方法可能还是会较慢。在两条神经分开的远端比在它们的汇合处进行局部麻醉能更快实现神经阻滞。

● 在腘部，神经被很多筋膜层包绕。如果穿刺针进针不完全，未能穿透这些筋膜，神经阻滞将失败。在成功与安全之间需要取得平衡。

● 超声伪像会使穿刺针看起来呈弯曲状，这称为"Bayonet 效应"。如果发生这一现象，继续密切注意穿刺针的针尖，使针尖穿刺到神经周边处(图 3.62)。

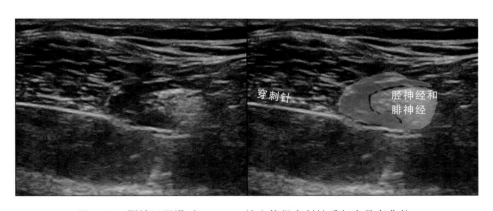

图 3.62　腘神经阻滞时，Bayonet 效应使得穿刺针看起来是弯曲的。

(朱迎　巩丽焕　康丽　李明秋　宋倩　译)

第 **4** 章
躯干及脊柱超声引导区域麻醉

Stuart Grant, David Auyong, Dara Breslin

腹横肌平面神经阻滞

引言

腹横肌平面(TAP)神经阻滞已进入区域麻醉领域,特别是在超声引导下非常成功。与所有神经阻滞一样,成像往往比较容易,但如不能正确操作,成功阻滞将会受限。

TAP 神经阻滞可以在腹壁的不同位置进行。最初操作是在肋缘和髂嵴之间腋前线进行。以往的 TAP 神经阻滞技术镇痛到肚脐下方的腹壁。目前发展的 TAP 神经阻滞技术镇痛到 T6 水平下方的腹壁。

解剖

支配腹壁的神经从 T6~L1 前角发出。这些神经走行于腹壁肌层之间。脊神经腹部部分走行于腹横肌浅层。神经穿过腹直肌鞘,终止于腹直肌内侧,腹部肌肉本身为前腹壁皮神经所支配。腹横肌平面神经阻滞存在明显的阻滞变异,导致不可预知的扩散,这意味着完成一个可靠的、完整的腹壁神经阻滞可能需要多次注射局部麻醉药,但最初的操作可以为下腹部手术过程提供 T10~L1 可靠的阻滞区域。

此平面神经阻滞成功需记住的关键一点是:神经外侧穿支。此外侧穿支为腹壁外侧部分重要的支配神经。此横向穿支从腹壁主神经的不同点分出并穿过内斜肌走行于腹壁浅层,并终止于腹侧的神经皮肤分支。掌握这一解剖结构具有重要的临床意义,例如,一个子宫切除术切口外侧为外侧穿支支配。因此,腹横肌平面神经阻滞在神经穿出腹内斜肌和腹横肌之间的平面后尽可能包括此神经外侧支。

临床应用

在腹部手术硬膜外麻醉或在麻醉后监护病房抢救时,腹横肌平面阻滞是一个有用的替代方式。经典的技术注入部位在髂嵴和肋缘之间进行,阻滞部位位于或低于 T10 水平。最初报道此神经阻滞成功高度位于 T8 水平,但此种结果并未得到临床应用的证实。泌尿外科、产科、妇科、普外科等可能将此神经阻滞作为备选方式。特定的注射部位覆盖特定的神经皮节，可以配合手术切口。神经阻滞不能缓解内脏痛，所以当子宫切除术后出现的阴道后穹隆痛或结肠切除术后出现腹膜痛将不会得到缓解。尽管 TAP 阻滞不能缓解内脏痛，但是术后缓解躯体疼痛的作用却是非常显著的。

虽然大多数 TAP 神经阻滞在腹壁中线或是腹壁两侧进行，TAP 阻滞可应用于单纯结肠造瘘术或腹股沟斜疝修补术。肋下 TAP 阻滞可对上腹部手术进行麻醉镇痛。

技术(平面内)

监测：EKG、NIBP、脉搏血氧仪。

药品：用氯己定醇消毒下腹壁。确保准备充分后清洁针头插入位点。

超声准备

探头：高频线阵探头(10~15MHz)。肥胖患者可应用凸阵低频探头。体重 80kg 的患者预期扫查深度为 3~5cm。

患者体位：仰卧位。

局部麻醉药选择：多个区域阻滞时每侧需要 20~30mL 局部麻醉药，严格注意局部麻醉药总量及其潜在毒性。0.25% 丁哌卡因和罗哌卡因可以持续 24 小时。

步骤

采用的技术既适用于肥胖患者也适用于瘦弱患者，这点非常重要。

1.使用高频线阵探头(10~15MHz)。探头横向放置于脐部上方。见图 4.1。

2.获取腹直肌图像。探头轻微向内侧倾斜，可以清晰显示腹直肌边缘及腹白线。腹直肌深层即为腹直肌鞘，超声显示为高回声。深筋膜内腹直肌鞘位于腹内。

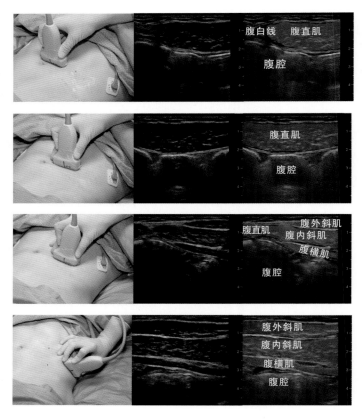

图 4.1　探头位置及腹横肌层面阻滞的肌肉鉴别。

见图 4.1。

3.于腹壁上横向滑动探头,使探头位于肋缘与髂嵴之间的腋前线水平。随着探头横向滑动,使其紧贴腹壁,始终与腹壁平面保持 90°。

4.随着探头移动,腹直肌逐渐变薄移行为横向腱膜(筋膜层)。可将其视为一个狭窄的白色带状组织。在脐水平或脐以上水平横向扫查, 见到的第一块肌肉为腹内斜肌,是腹直肌的直接延续。继续横向移动,开始出现腹外斜肌,腹外斜肌位于腹壁浅层,腹内斜肌位于其下,腹横斜肌位于最深部。见图 4.1。

5.最佳穿刺部位为三块肌肉全部显示(腹外斜肌、腹内斜肌和腹横肌)。在神经分支被阻滞之前完成神经主干的阻滞, 其神经阻滞成功率将会提高。腹横肌前方的终止点应显示在屏幕中。见图 4.2。

6.神经位于腹横筋膜深处、肌肉浅表部分。神经阻滞注射最佳部位位于腹内斜肌和腹外斜肌之间的强回声筋膜下(横筋膜)。不要注射进腹内斜肌和腹横肌之间的筋膜层内,而是注射在筋膜深层。见图 4.3。

7.穿刺针从前/内方向穿刺,经过脂肪层、腹内斜肌和腹外斜肌。针尖位于腹横筋

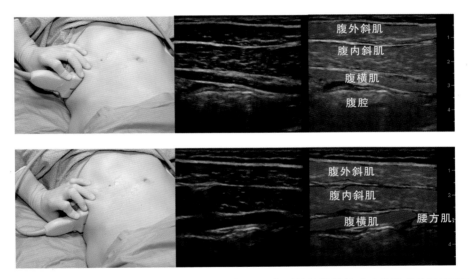

图 4.2　腹横肌后缘边界的识别相对于腹壁三层肌肉的识别,对神经阻滞的成功及患者的舒适度更有帮助。在顶部确定 3 个肌肉层,在底部,探头进一步下滑,确定腹横肌后缘。

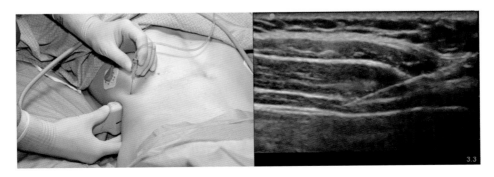

图 4.3　腹横肌平面阻滞平面内进针。

膜浅部。通常情况下，进针时会出现咔哒声。注射少量麻醉药或生理盐水可很好地引导针的位置。需要小心进行，切勿注射过于表浅。见图4.4。

8.为了覆盖更多的麻醉部位，穿刺针可以先达到横筋膜下后再注射麻醉药。这将保证多个阻滞区域内麻醉药的有效浸润，达到最佳的麻醉效果。见图4.5。

9.应用神经阻滞针可使此种神经阻滞变得简单或是困难。可应用传统的神经阻滞针，但针较钝，很难顺利穿透筋膜层。当穿刺针穿透筋膜层后可进入肌肉层，穿刺过深，有可能达到腹腔。一个22G Quincke穿刺针连接延长管足以穿过筋膜层，但针

较钝，不足以穿透组织。

10.此神经阻滞一定要注意基本操作技术，倾斜探头远离穿刺针（目的是超声引导穿刺针）以减少进针角度。此外，在离探头3~5cm处进针，使穿刺针表浅可见（图4.6）。

其他技术

原始的腹横肌平面神经阻滞可以在平面外或平面内进行，就如上述各例所示。因腹腔内容物位置深在，操作者必须要时刻知道针尖的位置，详见第1章"如何显示神经和穿刺针"。穿刺针以由前至后的方向插入，进针过程针尖要实时显现。此过程存在

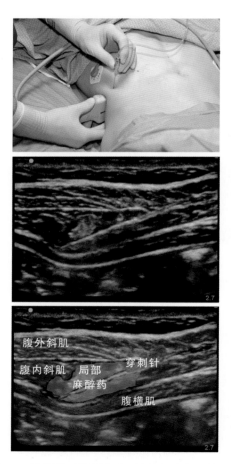

图4.4 错误平面局部麻醉。局部麻醉药注射在腹内斜肌内。这将导致麻醉失败。

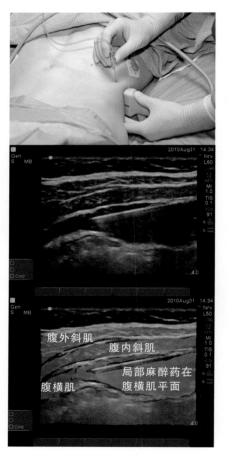

图4.5 TAP神经阻滞，局部麻醉药在正确的平面注射后成功镇痛。

的问题是,多数腹横肌后缘很难被识别,因此,阻滞过程很可能错失外侧神经分支,导致外侧神经所支配区域没有被阻滞麻醉。

为了达到脐上腹壁的阻滞麻醉,肋下 TAP 神经阻滞是非常必要的。对于肋下 TAP 神经阻滞:

1.平行于肋缘将探头靠近肋骨。从外侧向内侧扫描(朝向剑突方向)。当探头扫描至内侧时正好位于肋缘下,腹直肌延伸的后方可探测到腹横肌。见图 4.7。

2.穿刺针在肋缘下面从内侧向外侧插入,逐层分离腹横肌平面。在穿刺的过程中,继续向外侧滑动探头和针尖,覆盖多个皮肤分布区。见图 4.8。

3.识别腹壁上腹动脉以便更加安全地进行神经阻滞麻醉。腹壁上动脉位于腹直肌和腹横肌之间的腹横肌平面。

4.身体侧面有一定弧度,保证穿刺针始终在正确的组织层面,对于此神经阻滞是个很大的挑战。偶尔需要多次注射,以确保达到最佳麻醉效果。

置管

因穿刺点非常靠近于手术切口,故术前置管常不可行。通常术后置管需要避开手术消毒后的组织。术后 TAP 置管因患者仍处于全身麻醉状态,也能使其在实际置管过程中更为舒适。

置管可应用腹横肌平面神经阻滞技术。在尝试导管置入术前需要掌握详细的腹壁超声解剖知识及适当的技术引导穿刺针的导入。可使用 Tuohy 导管系统,方法同上述平面内单次注射技术。Tuohy 针穿刺遇到的困难是:如果选择一个很浅的平面

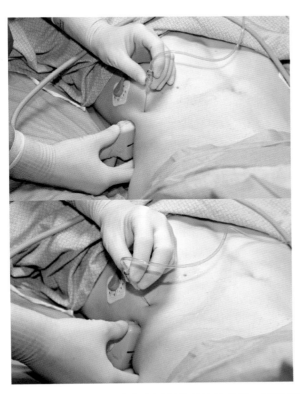

图 4.6 探头的位置是成功识别穿刺针的关键。倾斜探头远离穿刺针进针点,可以在超声屏幕上更容易识别穿刺针。

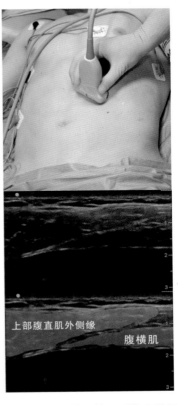

图 4.7 肋缘下腹横肌神经阻滞麻醉探头的位置及超声图像。

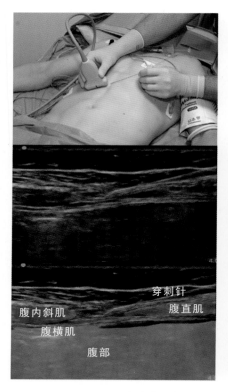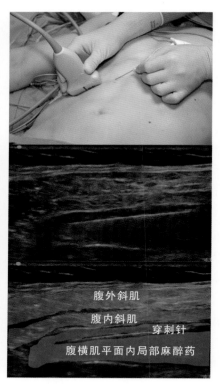

穿刺针

腹内斜肌 腹直肌

腹横肌

腹部

腹外斜肌

腹内斜肌

穿刺针

腹横肌平面内局部麻醉药

图 4.8 在腹直肌外侧缘进针和肋下 TAP 阻滞麻醉进针。

进针，应用 Tuohy 针就很难穿刺到更深层的筋膜中。硬的导管很难保持在较浅的 TAP 神经阻滞空间的适当位置。有时用较软的导管在此空间中进行穿刺成功率更高。为了插入软导管，先将 Tuohy 针推进几厘米，然后注射局部麻醉药或 5% 葡萄糖，以协助分开组织。一旦穿刺成功，将已追踪到穿刺针部分的导管拔出。这将使导管在正确的平面中更有效地深入数厘米。见图 4.9。

并发症

并发症包括腹腔穿孔、肝脏血肿、麻醉失败、气胸、血肿及局部麻醉药毒性。

要点

● 该神经阻滞麻醉可在术后患者仍处于麻醉状态或在麻醉后监护病房内

进行。

● 在产科，该神经阻滞麻醉可应用脊髓或硬膜外麻醉在剖宫产术后的皮肤缝合后进行。

● 如果该神经阻滞在术前进行，术前的镇静是非常必要的，因该神经阻滞麻醉操作过程会给患者带来不适感。然而，过度镇静会导致气道阻塞，引起患者腹部强直，而使该神经阻滞操作不能顺利进行。为使神经阻滞顺利进行，确保充分的气道通畅及镇静是非常必要的。

● 如果要进行双侧神经阻滞麻醉，则需明确麻醉药的使用剂量，特别是对于低体重的患者。同时要了解外科医师使用的局部麻醉药用量。

● 如果 TAP 神经阻滞麻醉应用于腹股沟疝修补术，为了确保 L1 水平的皮肤区域也可以达到麻醉效果，神经阻滞麻醉

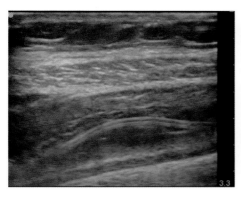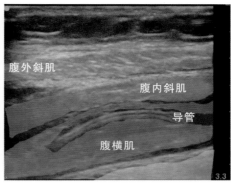

图 4.9　TAP 阻滞原位导管超声图像。

应置于腹壁髂嵴水平上方更接近于腹壁的尾侧部(见下文"髂腹股沟/髂腹下神经阻滞")。

● 最初应用 5% 葡萄糖检查注射深度,而不应用局部麻醉药。对于较小的患者,特别是进行双侧神经阻滞时,很容易达到潜在的中毒剂量,这时没有必要应用局部麻醉药检测注射深度。

髂腹股沟/髂腹下神经阻滞

引言

髂腹股沟/髂腹下神经阻滞广泛应用于腹股沟疝修补等腹股沟手术的术中麻醉和术后镇痛。该神经阻滞传统上曾使用筋膜平面触觉穿刺技术,但这项技术常导致阻滞失败和并发症。

解剖

髂腹股沟(L1 水平)和髂腹下(T12 和L1 水平)神经是腰丛的分支,起始于髂肌和腰大肌的后方,穿过腹横肌走行于腹内斜肌和腹横肌之间。

临床应用

髂腹股沟/髂腹下神经阻滞应用于腹股沟手术(如腹股沟疝修补术)以及坐骨神经手术(如睾丸切除术)。此外,该方法也应用于腹股沟疝修补术后慢性躯体疼痛的诊断。此方法可双向应用。由于无法覆盖内脏,单独应用此方法麻醉往往较难。

平面内技术

监测:EKG、NIBP、脉搏血氧仪。

药品:氯己定醇。

超声准备

探头:高频/中频线阵探头(6~15MHz)。肥胖者使用凸阵低频探头。体重 80kg 的患者预期扫查深度为 3~5cm。

患者体位:仰卧位。

局部麻醉药选择:10~20mL 局部麻醉药可达到单侧神经阻滞效果。密切注意局部麻醉药剂量以及潜在毒性,因为外科手术中常规应用这些麻醉药,不论患者是否接受了髂腹股沟/髂腹下神经阻滞。0.25%~0.5% 的丁哌卡因和罗哌卡因可以持续 12~24h。短效麻醉可使用1.5%~2% 的甲哌卡因。

步骤

1.患者仰卧位。

2.探头置于髂前上棘骨突处。旋转探

头,使探头一侧位于髂前上棘,一侧指向脐部(图4.10)。

3.上下滑动探头,使髂嵴位于超声图像外侧。有时沿髂嵴后方滑动探头会有帮助。

4.此时前腹壁平面显示,由浅入深依次为脂肪和结缔组织、腹外斜肌、腹内斜肌和腹横肌。有些图像可显示髂肌(腹横肌深层)(图4.11)。

5.探头纵切,向下移动探头可显示大部分浅肌层,腹外斜肌先变宽再变窄。腹外斜肌的前下部可探及其腱膜(筋膜结缔组织)。

6.神经位于腹内斜肌和腹横肌之间。有时在两肌肉间呈高回声;有时呈椭圆形低回声环,有明亮边界。神经靠近髂嵴应在髂嵴或髂前上棘黑色声影上方或内侧显示。

7.尽可能在侧面进行阻滞,因为神经分支在前面难以显示。

8.由内向外或由外向内进针(图4.12)。

9.进针至腹内斜肌和腹横肌间的筋膜层面(图4.13)。局部麻醉药在层面内肌肉间扩散,无需刺激神经,无需过分

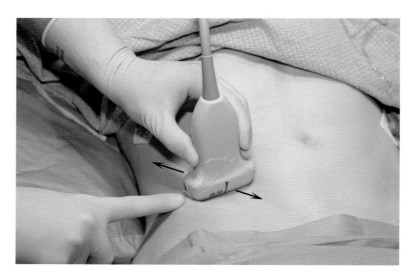

图4.10　髂腹股沟/髂腹下神经阻滞探头位置。探头外侧端置于髂前上棘,内侧指向脐部。

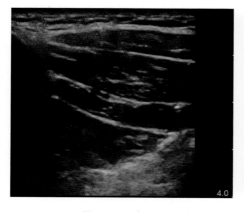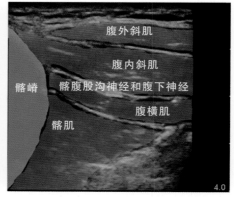

图4.11　髂腹股沟/髂腹下神经阻滞浅肌层和髂嵴的超声图像。

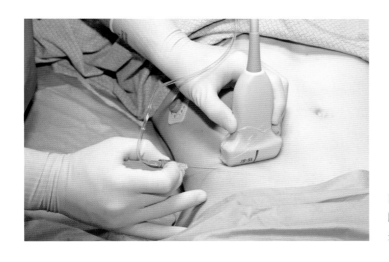

图 4.12　髂腹股沟/髂腹下神经阻滞可采用平面内进针法从探头外侧或内侧进针。

接近。

10.如果不能发现目标神经,可在肌肉间注射局部麻醉药。

其他技术

平面外技术

神经位置深在,使用平面外技术比平面内技术显示效果好。

1.显示肌肉和(或)神经平面,方法同上述"平面内技术"。

2.将目标结构移至图像中间,然后放置穿刺针于探头中央。远离探头几厘米以使针尖显示(图4.14)。

3.使用一种或更多的平面外麻醉技术,见第 1 章"如何显示神经和穿刺针"。包括滑动探头、倾斜探头、调节穿刺针等。

4.类似于平面内麻醉,穿刺针不必穿入神经,但应穿入腹内斜肌和腹横肌之间。局部麻醉药会在筋膜平面扩散至神经。见图 4.15。

并发症

髂腹股沟/髂腹下神经阻滞并发症包括但不限于:阻滞失败、血肿、穿刺针放置不当或局部麻醉药导致的神经损伤、腹壁穿刺,以及局部麻醉药扩散不到位或过深时需行股神经阻滞。

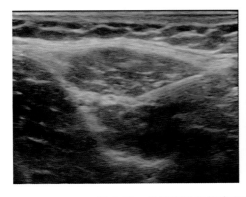
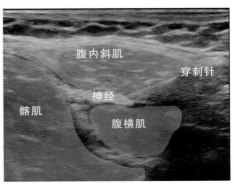

图 4.13　外侧进针穿刺髂腹股沟/髂腹下神经的超声图像。

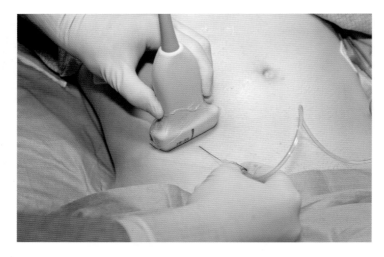

图 4.14 平面外麻醉方法。

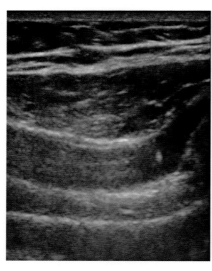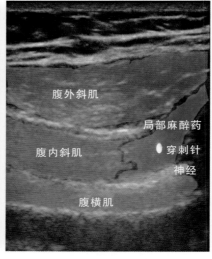

腹外斜肌

局部麻醉药

穿刺针

神经

腹内斜肌

腹横肌

图 4.15 髂腹股沟/髂腹下神经阻滞平面外注射超声图像，显示局部麻醉药和针尖。

要点

● 神经紧靠髂嵴。穿刺时应显示部分髂嵴，穿刺针应与髂嵴保持适当距离。

● 神经浅层覆盖筋膜，在腹内斜肌和腹横肌之间稍微深些位置注射局部麻醉药以保证最好效果。

● 肥胖患者针尖难以观察时，要多个筋膜平面内注射以确保局部麻醉药进入正确层面。

● 探头初始放置位置至关重要，脂肪层如较厚、肌层较深则难以显示超声图像，调节探头频率、改变焦点位置以使深层神经显示。

● 如果肌层仍难以显示，向脐部滑动探头显示腹直肌（见"腹横肌神经阻滞"）。滑动探头至腹直肌外侧边缘以分辨三块肌肉（腹外斜肌、腹内斜肌及腹横肌）。在脐部水平，腹内斜肌延续腹横肌腱膜。一旦显示腹内斜肌，向外侧探及腹外斜肌和腹直肌。最后，如前所述向前上方滑动探头显示三块肌肉。

● 一旦显示神经，应用细针（25G）以减少穿刺疼痛。

● 此种方法在腹横肌深部和髂肌筋膜下方（髂筋膜阻滞）注射，可能导致股四头肌运动衰弱。如果术前进行阻滞，应确保股四头肌功能，因外科医师常在此处注射局部麻醉药进行股神经阻滞。出院时应注意股四头肌功能，因为有股神经阻滞操作不当引起股骨骨折等并发症的报道。

● 麻醉区域清晰显示。在注射前，超声显示伴行血管，穿刺针确保不能穿入血管。

腹直肌鞘神经阻滞

引言

腹直肌鞘神经阻滞适用于腹正中切口。以往利用筋膜"点击"和"擦划"法进行局部麻醉定位虽然有效但效果不一致。超声能够提高局部麻醉定位的成功率，从而有效起到中线镇痛作用。

解剖

第5条肋间神经和肋下神经穿行于腹直肌鞘，终止于前皮支。前皮支供应腹直肌及其表面皮肤。肌层深方是筋膜层。在弓状线（脐与耻骨之间）以上，腹直肌深层筋膜是内斜肌和腹横肌的延续。弓状线以下，腹直肌深层筋膜是横肌筋膜和腹膜壁层。无论什么水平，筋膜层下方是腹腔内容物。

临床应用

这种阻滞适用于自耻骨至剑突的正中切口，当硬膜外阻滞为禁忌时可以此替代。它可以减轻躯体痛（腹壁），但不会减轻内脏痛（腹部器官）。

技术（平面内）

超声准备

探头：高频线阵探头（10~15MHz）。体重80kg的患者预期扫查深度为2~3cm，但主要取决于脂肪组织的多少。

患者体位：仰卧位。

局部麻醉药选择：由于这类阻滞主要用于术后麻醉，所以应选择长效局部麻醉药。使用浓度为0.25%~0.5%丁哌卡因或0.5%罗哌卡因。

穿刺针：可使用22G、4cm或10cm绝缘穿刺针。另外，对于体型较瘦或小儿病例可选择25G皮下或脊椎穿刺针。小的穿刺针可减少患者的不适感。

步骤

1. 将超声探头横切置于腹正中线（图4.16）。探头向外侧移动数厘米可显示腹直

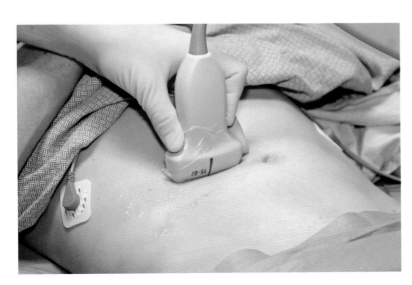

图4.16 腹直肌鞘神经阻滞探头起始位置。

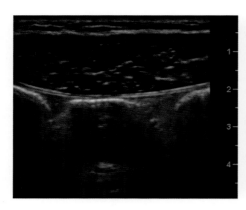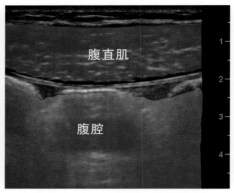

图 4.17　腹直肌超声图像。

肌主体(图 4.17)。探头继续向外侧移动可识别腹直肌外侧缘。

2.腹直肌深方可见高回声的筋膜层。记住筋膜层下方为腹腔内容物。见图 4.17。

3.一次注射不能麻醉从剑突至耻骨的整个腹部。已明确需要双侧多次注射。手术部位决定局部麻醉水平。与手术切口同一水平,在切口外侧进行腹直肌注射。

4.穿刺针在平面内从外侧向内侧进针。穿刺针经脂肪组织进入肌层。见图 4.18。

5.最佳注射位置恰好位于后筋膜的表面。见图 4.19。

6.如果穿刺针难以显像,可以通过多次小剂量试验性注射显示局部麻醉药的扩散。

7.一旦穿刺针成功定位,可注入 5~10mL 局部麻醉药。

其他技术

导管技术同单次注射阻滞是相同的,可以考虑用于腹正中切口,在纵向方向上不要过长。这种方法的缺点在于置管位点与手术伤口非常接近。因此最好术后进行置管。通常我们在手术结束后患者仍处于麻醉状态时进行这类阻滞,以消除患者在阻滞过程中的不适感。

并发症

可能发生阻滞失败、意外腹腔内注射、血管内注射、挫伤等。

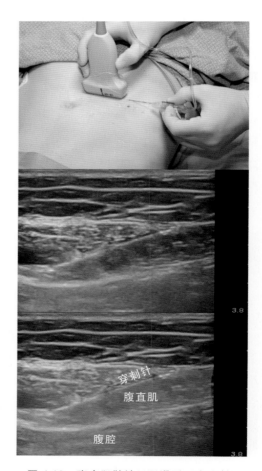

图 4.18　腹直肌鞘神经阻滞平面内注射。

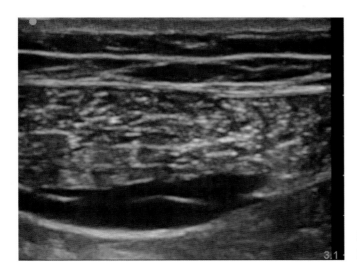

图 4.19　腹直肌鞘神经阻滞正确的局部麻醉药分布。

要点

● 肥胖患者中脂肪组织与腹直肌易混淆。自中间向两侧滑动探头以显示逐渐变细的腹直肌。到侧面,腹直肌逐渐变细至消失,之后侧面腹壁三个肌层(外斜肌、内斜肌、腹横肌)可在同一切面内显示。

● 阻滞成功取决于手术切口的长度以及麻醉师实施了多少例独立双侧阻滞。

● 有时这种阻滞会联合腹横肌平面阻滞(多用于脐下麻醉)进行脐上麻醉。

● 开始手术前应与外科医师进行良好的沟通,以确定准确的切口位置。

肋间神经阻滞

引言

肋间神经阻滞是胸壁和腹部麻醉中基本的神经阻滞技术之一。多年来,这种阻滞已用于多种适应证,例如肋骨骨折和胸廓切开术。随着肥胖率的增长,传统的肋骨触诊越发困难。主要风险是胸膜穿刺,但超声引导和良好的技术可降低这种风险。

解剖

胸腔和上腹的躯体感觉神经支配来自脊神经腹侧支,其走行于相应肋骨的肋下沟前面,最深层肋间肌与肋间内肌之间。此神经发出的外侧皮支起始于腋前线,终止于腹部腹面前皮支。

临床应用

单一或多水平肋间神经阻滞适用于几乎所有胸廓手术或上腹壁手术。这类阻滞常用于硬膜外阻滞困难或有禁忌或期望单侧镇痛时(如胸廓切开术、肋骨骨折)。

技术(平面内)

监测:EKG、NIBP、脉搏血氧仪。

药品:氯己定醇。

超声准备

探头:高频线阵探头(10~15MHz)。体重 80kg 的患者预期扫查深度为 1~2cm。

患者体位:坐位、侧卧位或俯卧位。坐位或俯卧位最适于双侧阻滞。侧卧位适于单侧阻滞。

局部麻醉药选择:多水平肋间神经阻滞时,通常每侧需要 20~40mL 局部麻醉药。每个肋间神经 5mL。0.25% 丁哌卡因和罗哌卡因镇痛效果可持续 24 小时。由于这类阻滞麻醉药吸收率最高，所以要注意局部麻醉药总剂量及潜在毒性。

步骤

1.如果进行单侧阻滞，将患者摆好相应体位，明确阻滞的一侧。

2．首先将探头沿肋骨角冠状切面（垂直）置于背部，距离中线至少 8~10cm（图 4.20）。这类阻滞也适合于在更偏外侧的腋中线进行。探头越靠近中线越要求加深阻滞的深度，同时阻滞的难度也增大。

3.通过骨反射形成的其后方回声失落（无回声声影）而识别高回声肋骨的凹凸边缘。见图 4.21。

4.识别肋骨与其深方约 1cm 胸膜亮线之间的间隙。这是肋间隙。

5.有时可能识别出由表浅至胸膜的多层肋间肌，包括肋间外肌、肋间内肌和最深层肋间肌（图 4.22）。神经分布于肋间内肌

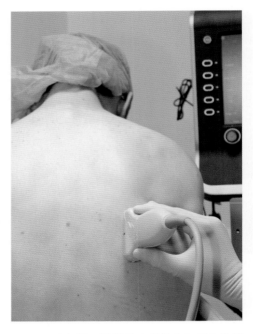

图 4.20　肋间神经阻滞的患者体位与探头位置。

与最深层肋间肌之间。很多时候由于肋间肌呈一整体位于胸膜上方而难以区分特定的肌肉。因为肋间神经很小或被肋下沟所覆盖而通常难以识别。

6.沿肋骨向内侧和外侧滑动探头。探

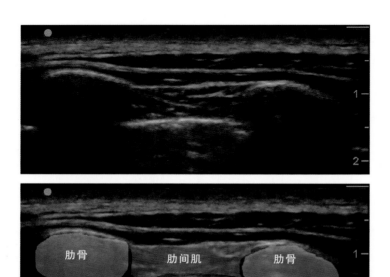

图 4.21　肋骨、肋间肌、胸膜超声图像。

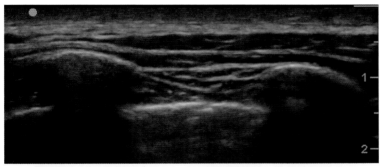

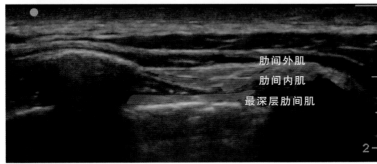

肋间外肌

肋间内肌

最深层肋间肌

图 4.22　超声图像显示各个肋间肌。

头向内侧移动,肋骨与横突相关节,其后方回声失落明显,其内侧是椎旁间隙(见本章"椎旁神经阻滞"部分)。

7.肩胛骨会遮挡靠上的肋骨,这使得椎旁神经阻滞成为最适合的替代技术。继续向外侧移动探头至腋中线,肩胛骨不再遮挡肋骨,可获得肋骨与胸膜的图像。为了进行骶管阻滞,探头下移仍可显示肋骨,但肋骨之间是腹膜壁层而非胸膜。腹膜壁层也呈高回声,但不如胸膜亮。

8.距离探头 2~3cm 向颅侧插入穿刺针。见图 4.23。

9.将穿刺针进针至肋骨下缘。确定穿刺针插入肋骨深部 (而不是仅在表面),于最深层肋间肌和肋间内肌之间注射局部麻醉药。见图 4.24。

10. 保持穿刺针尖始终位于胸膜上方,回抽无血后注射局部麻醉药。如果不能识别穿刺针尖,可注射小剂量生理盐水或局部麻醉药来确定穿刺针的位置。

局部麻醉药扩散时可将胸膜推向深处,这是明确穿刺针尖在正确位置的一个好的征象。

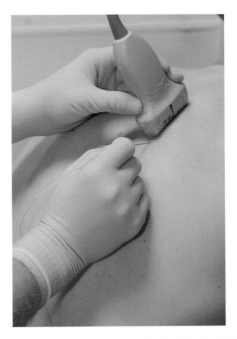

图 4.23　平面内肋间神经阻滞时探头与穿刺针的位置。

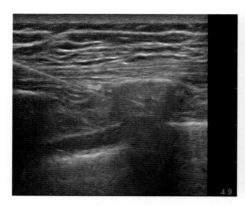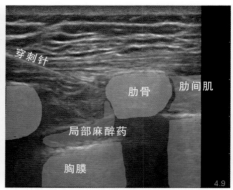

图 4.24　超声图像显示肋间神经阻滞时平面内进针。

其他技术

横断面图像,平面内技术

探头可横切放置,穿刺针由内侧向外侧或由外侧向内侧进针。图像与椎旁图像相似,但注射点更靠近外侧。我们将这种技术用于椎旁间隙过深以及术后难以暴露背部的肥胖患者。这种技术也可用于持续导管置入。这类阻滞可于侧壁和前壁操作。操作技术同椎旁阻滞(见本章"椎旁神经阻滞"部分),但注射点更靠近外侧。

1.依照上述步骤 1~7 识别肋间隙。

2.保持肋骨在图像中央,缓慢旋转探头 90°以显示肋骨纵切图像(图 4.25)。表现为一条强回声带及其后方声影。

3.保持探头与肋骨平行,向肋下缘尾侧移动。

4.此时可显示肋间肌与其深方的胸膜。见图 4.25。

5.平面内穿刺针可由外侧向内侧或内侧向外侧穿刺。当穿刺针到达大部分肌肉组织深处及胸膜上方时注射局部麻醉药。

6.如果置管,建议由外侧向内侧穿刺,以便导管最靠近椎旁间隙,此处可能实现麻醉药多水平扩散。

7.局部麻醉药扩散时可将胸膜推向深

处。这是明确穿刺针尖在正确位置的一个好的征象。

8.为了置管,先注射局部麻醉药扩大间隙,之后可插入导管并越过穿刺针尖。不要将导管插入过深,以防插入硬膜外隙。

并发症

并发症包括阻滞失败、气胸、血肿、硬膜外扩散以及由于肋间隙高吸收率所致的局部麻醉药中毒等。

要点

● 用于肋骨骨折和胸廓切开术后:先将探头沿冠状切面(垂直)放置于最大骨压痛点或胸廓切开术瘢痕外侧部。扫查肋骨内侧以确保阻滞在正确脊髓水平上进行。

● 用于侧胸部和侧腹壁麻醉:注射点应在后内侧(距离中线不超过 15cm),以确保阻滞包含肋间神经侧支。

● 寻找在局部麻醉药注射过程中被推向深处的胸膜。这是明确穿刺针尖在正确位置的一个特异性征象。然而,如果胸膜没有被推向深处,我们也有经验性且有效的阻滞技术,所以不要在局部麻醉药注射过程中仅为明确胸膜向深处移动而冒着发生气胸的风险。

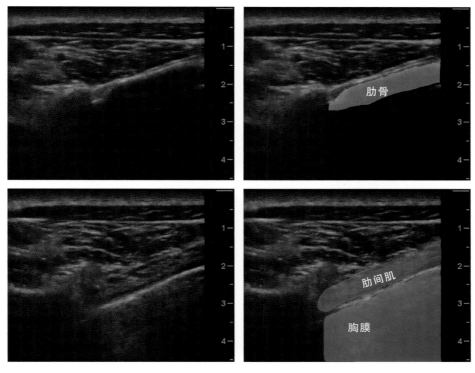

图 4.25　探头沿肋骨长轴放置时超声图像,显示肋骨及其后方声影(上图)。下图显示探头保持与肋骨长轴平行向尾侧移动,沿肋间肌长轴放置时的超声图像。肋间肌深处为胸膜。

● 这类阻滞可用于术后评估切除术范围以及覆盖切口所要求的水平。

椎旁神经阻滞

引言

椎旁神经阻滞(PVB)可用于胸部或腰部皮区镇痛。PVB 优点之一是单次注射麻醉药可在头侧至尾侧多个椎体水平扩散。PVB 已用于单次注射或导管技术,以及作为单侧或双侧镇痛的选择方法。近来有研究报道,胸部 PVB 可减轻乳腺手术后慢性疼痛以及可能降低乳腺手术后癌症复发率,因此增加了学者对胸部 PVB 在乳腺手术中应用的研究兴趣。

对于那些凭借经验进行椎旁间隙穿刺的病例,体表标记技术非常有用。然而,由于难以确定穿刺针穿刺的准确水平或距横突或肺的准确深度, 所以这并不是常规使用体表标记技术的阻滞方法。

现在超声引导椎旁阻滞的方法有两种：①超声辅助——确定距离横突的位置和深度,显示胸膜位置和深度;②实时引导穿刺针——超声引导下将穿刺针穿刺至椎旁间隙。

关于椎旁阻滞单次注射后局部麻醉药扩散范围的研究结果并不一致。一些患者在单次注射后局部麻醉药可广泛扩散至 6 个椎体水平。其他患者可能仅扩散至 1 或 2 个椎体水平。如果镇痛要求超过 2 个椎体水平, 我们建议多次注射以确保局部麻醉药达到足够的扩散范围。

解剖

椎旁间隙是胸腔内一三角形的腔隙,

其内侧邻接椎体。向前,肺的壁层与脏层胸膜构成椎旁间隙的边界。向外侧,椎旁间隙止于肋骨/肋间肌与胸膜形成的三角形的顶点。横突和肋横突上韧带构成椎旁间隙的后缘。

临床应用

临床应用包括:①胸部——胸廓(胸廓切开术、胸腔镜、肋骨骨折)和乳腺手术;②腹部——单侧或双侧腹部手术(腹股沟疝、脐疝、结肠造口术、肾切除术)。硬膜外阻滞为禁忌时也可考虑。

技术(平面内)

有两种技术进行胸部椎旁神经阻滞。第一种技术是将超声探头平行于肋骨横切放置。第二种技术是将超声探头与矢状面平行即与脊柱平行放置。

超声准备

探头:高频线阵探头(10~15MHz)。对于肥胖患者可使用低频凸阵探头。

患者体位:坐位、俯卧位或侧卧位。侧卧位适于单侧阻滞。坐位适于双侧阻滞。

局部麻醉药选择:麻醉阻滞时可使用0.5%甚至0.75%罗哌卡因。由于此区域局部麻醉药具有高吸收率,所以要计算罗哌卡因或丁哌卡因的总量不超过3mg/kg。

计算好总剂量后,将其平均分配,分别注射至各个水平。通常每个水平至少注射5mL。一些医师更喜欢单次注射。如果单次注射阻滞要覆盖多个皮区,那么应注射达30mL的局部麻醉药。由于药物扩散的不确定性,我们推荐多次注射以达到大范围覆盖的效果。例如,要覆盖整个乳房切除术术野(T1~T6),我们通常于T2、T4、T6水平注射。无需每个水平都注射,因为PVB可延续至多个水平。

步骤

确定正确的脊髓水平

无论使用以下描述的哪种方法,确定正确的脊髓水平对于瞄准恰当皮区是十分重要的。肋骨是确定阻滞位置的可靠体表标志。确定最靠近头侧的第1肋,之后向下计数至适合的水平。另外,也可先找到最靠近尾侧的第12肋,之后随着探头向头侧移动而计数,可有效地确定特定的水平。以上应在肋骨角后侧进行(距中线4~5cm)以确保肩胛骨不在此线上。对于术后阻滞,利用超声确定最靠近切口的肋骨,向后侧或内侧移动以保持合适的肋骨位于同一平面。

肋骨声像图表现为一条弧形强回声带及其后方声影,可用于识别。肋骨之间是一些等回声肋间肌,肌层深方是呈强回声的胸膜。随着呼吸有时可见到胸膜来回滑动。见图4.26。

椎旁扫查技术1:超声引导

1.如上所述确定合适的脊髓水平。

2.旋转探头90°呈横切放置(与肋骨平行)。见图4.27。

3.从头侧向尾侧滑动探头直到识别肋骨。肋骨表现为一强回声结构,其后方存在声影。肋骨内缘与横突连接。肋骨与横突连接处表现为肋骨与横突之间的一轻微下陷。见图4.28。

4.一旦确定肋骨,向头侧滑动探头至恰好在肋骨下方且平行于肋骨。此时横突可能仍显示,但等回声肋间肌和深方明亮的胸膜应该是可见的。胸膜是一条与肋骨相似的高回声,但有两个不同特点:①其位于肋骨深处约1cm处;②由于部分超声穿透胸膜,在其后方形成一些闪烁回声(不像肋骨有明显的回声失落)。见图4.29。

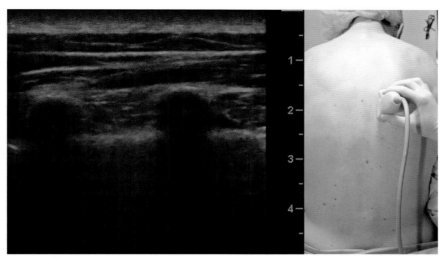

图 4.26 可通过从第 1 肋向下滑动探头并计数,或从第 12 肋向上滑动探头并计数的方法来确定椎旁神经阻滞的正确水平。

5.横突是 PVB 和标记注射点的重要体表标志。从内侧向横突注射可能导致脊椎或硬膜外注射的概率增大。横突并不是总能显示,特别是当探头正好位于椎旁间隙的中央时(图 4.30)。如果横突没有显示,从头侧向尾侧滑动探头以显示横突上下,从而确定穿刺针插入的界线(图 4.29 和图 4.30)。我们已找到无论横突是否显示都能成功阻滞的案例。

6.一旦获得图像,在平面内从外侧向内侧中间插入穿刺针。将穿刺针向内侧推进至横突。穿刺针应置于强回声凸起的横突深处。穿刺针应恰好穿刺至胸膜上方(胸膜上方约 0.5cm)。见图 4.31。

7.抽取、增量注射局部麻醉药,每次 3~5mL。

8.阻滞位置较深或困难时,注射小剂量生理盐水或局部麻醉药来确定穿刺针尖

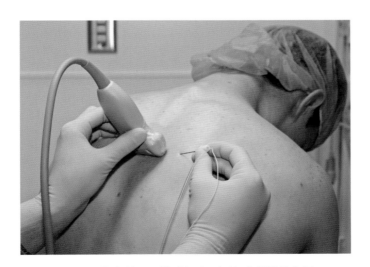

图 4.27 椎旁神经阻滞时探头、患者、穿刺针的位置。

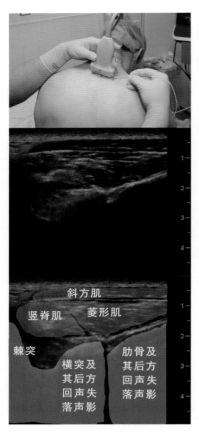

图 4.28 探头置于横突和肋骨上的超声图像。可见骨后方明显的回声失落声影。

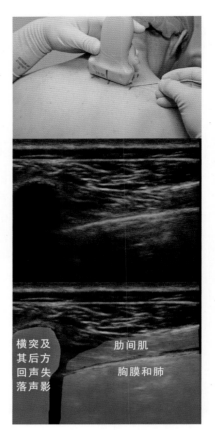

图 4.29 椎旁神经阻滞时探头平行于肋骨置于肋间的超声图像。仍可见横突。

的位置。阻滞时若不能判断穿刺针尖的位置可导致较高的发病率和死亡率(气胸,意外的脊椎、硬膜外、血管内注射)。

椎旁扫查技术 2:超声辅助

1.确定合适的水平后,将探头与矢状面平行放置(与脊柱平行,距中线 4~5cm)。识别肋骨,如上述方法寻找合适的水平。

2.一旦确定合适的肋骨,向内侧滑动探头以显示椎旁间隙和横突(图 4.32)。肋骨和横突存在明显的区别。肋骨:①更靠近颅侧;②之间有胸膜,③形态更凸。见图 4.33。

3.在这个方向上,横突表现为凸形强

回声,后方伴声影。此时胸膜通常不显示。

4.如果探头向内侧移动过多,椎骨面和椎板外侧部导致椎旁间隙不能显示。将探头向外侧移动可显示椎旁间隙。

5.可测量每个水平横突的深度,并用手术标记器标记在皮肤上。

6.之后可利用典型体表标记法,而无需超声探头。找到横突后离开其下缘至深处 1cm。

7.抽取、增量注射局部麻醉药,每次 3~5mL。

8.因为穿刺针角度太陡导致穿刺针常不能显示,所以在这个方向上实时超声引导是很困难的。

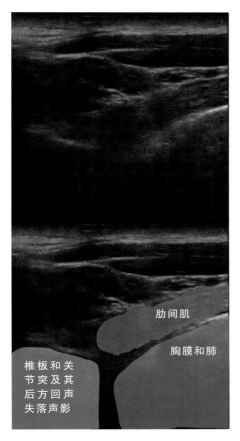

图 4.30 椎旁间隙的超声图像,横突不可见。

其他技术

可采用上述类似于单次注射技术置入导管。注意不要将导管向内侧推进过多,因为可能会置入硬膜外。单次注射或导管技术可能增加椎旁神经阻滞的神经刺激。观察到肋间肌抽动表示神经阻滞定位正确。

并发症

可能发生气胸、硬膜外注射、鞘内注射、血肿以及局部麻醉药中毒(高吸收区域)。

要点

● 对于肥胖患者椎旁神经阻滞困难。我们推荐先选择体型偏瘦的患者借助超声来熟悉这项技术。

● 最初利用超声辅助,如上述第二种方法,直到医师熟悉解剖结构。一旦局部麻醉医师熟悉了超声解剖,可自然地进展到实时扫查。

● 对于肥胖或肌肉发达的患者,小凸阵超声探头体现出两个优点。第一,探头频率稍低,有更好的组织穿透力。第二,探头更利于穿刺进针,允许较浅的穿刺针插入角度以及更好地显示穿刺针。见图 4.34。

● 椎旁间隙位于胸中部区域最表浅区域,更易显示,所以这里是适于开始的部位。

● 记得调节超声仪频率和焦点位置,优化这种深层神经阻滞的图像。

● 即便对于超声专家,识别肋横突韧带也是困难的。探头保持在矢状面,但韧带并不走行于矢状方向。上方的肋横突韧带随着上升而向外倾斜,除非旋转探头否则难以扫查其长度。图像上表现为部分线样强回声,但难以显示从肋骨到下一个横突的完整图像。

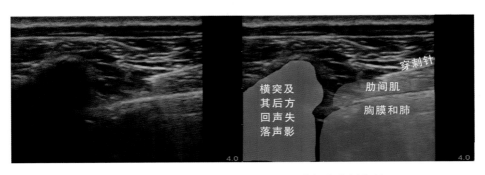

图 4.31 椎旁神经阻滞平面内穿刺针由外侧向内侧穿刺。

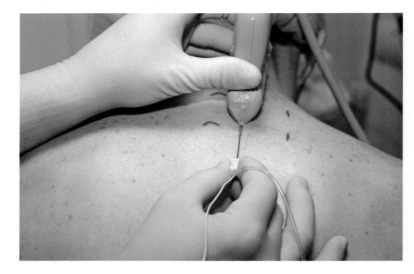

图 4.32 超声引导椎旁神经阻滞的探头位置。多数使用这种方法的患者由于穿刺针穿刺角度较陡而难以显示。

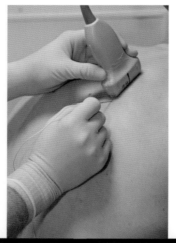

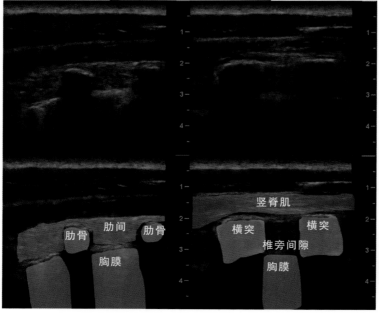

图 4.33 超声鉴别肋骨和横突。肋骨：①更靠近颅侧，②之间有胸膜，③形态更凸。

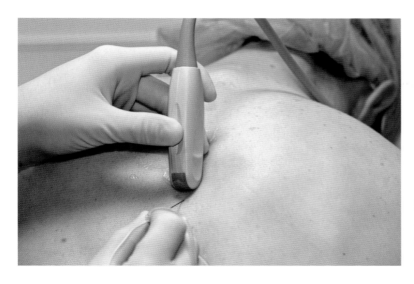

图 4.34 采用尾侧向头侧法进行椎旁神经阻滞时，微凸探头有助于穿刺针的识别。

椎管内麻醉与镇痛

引言

硬膜外麻醉是所有麻醉科医师都应该掌握的技术，通常，硬膜外麻醉并不需要使用超声来定位。不过，现在肥胖人群越来越多，仅仅依靠简单的骨性标志来进行麻醉变得越来越困难。

解剖

椎管内麻醉时，确定进针点最经典的方法是寻找双侧髂嵴连线的中点。既往公认髂嵴连线在第 4 腰椎水平，不过现在发现仅仅依靠骨性标志，髂嵴连线可能在 L5 和 L2 之间。如果只是进行硬膜外麻醉，可能只是麻醉效果与预期不一致，但如果是进行脊髓麻醉，则可能产生严重的后果。依靠髂嵴连线可能会使腰椎水平计算错误，从而将穿刺针穿刺到马尾以上的脊髓，产生非常严重的后果。

对于熟练掌握 B 超的医师，用一个 B 超探头通过 2 维图像指导 3 维的操作是很正常的事情，他们可以很轻松地辨认出各个结构并进行操作。不过对于大多数医师来说，他们需要先系统地学习超声的解剖结构。首先，我们先复习脊柱正常的大体解剖结构。

胸椎、腰椎以及骶骨的解剖结构比较常用，如果可以参照人体骨骼标本或者解剖图谱的话将会非常有助于理解。超声波主要经过脊柱背侧的结构反射产生图像，所以我们也将复习重点放在脊柱和骶骨背侧的结构上。扫描胸椎时，需要注意的结构是棘突、椎弓板和小关节面。扫描腰椎时需要注意的是棘突、椎弓板、椎间隙、上下关节突、小关节面和横突。扫描骶骨时，特别要注意观察 L5~S1 的间隙。对于每个结构都要注意以下几点：①各个结构相对于皮肤的深度是否有差异（例如椎弓板、小关节、横突）；②各个结构之间是不是发生了相对的位移；③当探头在横截面、矢状面、旁正中的平面上、下、左、右移动时有哪些结构可以出现。

需要注意的是，只扫描一个平面是不能把腰椎所有的结构都显示出来的，需要上、下、左、右全方位地扫描才能在脑海中形成一个三维的立体图像。与扫描外周神经时不同，扫描硬膜外结构时我们不能看到神经,只能利用骨骼声影来帮助识别。

临床应用

超声可以直观显示椎体、骶骨、棘突旁肌肉以及支持椎体的韧带。与超声引导外周神经阻滞不同,我们利用椎体声影来帮助我们识别神经的位置,并确定进针的路线。

超声可以用于:

1.识别中线。

2.确认硬膜外或脊柱麻醉时进针的深度。

3.确认正确的椎体水平。

4.确认脊柱侧凸的旋转角度,并在穿刺时按角度进针。

5.进行实时超声引导下椎管内麻醉。

下面就介绍如何在超声引导下行椎管内麻醉。我们建议先进行普通超声引导下椎管内麻醉,待操作熟练后再过渡行下一步,即实时超声引导下椎管内麻醉。

技术(超声辅助)

监测:EKG、NIBP、脉搏血氧仪。

药品:尽管并未获得FDA批准,依照抗菌特性优先考虑氯己定醇。

超声准备

探头:低频凸阵探头(2~5MHz)适合扫查大部分成年人的深部组织,儿童患者可以应用高频线阵探头(8~15MHz)。

手法:用非优势手持握探头,优势手操作穿刺针或记号笔。

患者体位:患者体位应该按照椎管内麻醉的体位进行摆放。采取脊柱蜷曲的婴儿体位有助于在椎体间进针,这个体位也有利于超声波的走行,深部组织的图像也会显示地更清楚。当然,也可以采用传统的坐位或侧卧位。

局部麻醉药选择:采用标准的硬膜外、脊髓麻醉剂量。超声引导与否并不影响麻醉的剂量。

步骤

1.确认中线——采用横切面在患者背部从左向右扫描(图4.35),棘突声影是辨认结构的关键。如果探头恰好位于椎体间的部位,声影不明显的话,就上移探头1cm,然后重复之前的动作(图4.36)。

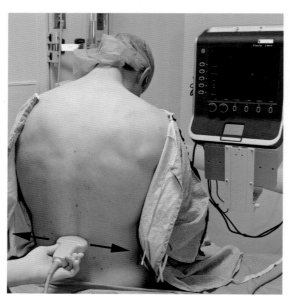

图4.35 从背部中间向两侧扫描,确认中线位置。

2.标记中线——确认好中线位置后,在棘突上从头侧向尾侧上下滑动探头,这样就可以确定上下棘突的位置并在皮肤上标记下来(图 4.37)。在不同水平连接两个标记点,以明确识别中线。

3.确认腰椎水平——先找到骶骨,骶骨上面即是腰椎,将探头置于腰椎正中旁位的椎弓根之上,将探头向尾部移动,寻找骶骨的强回声线(图 4.38)。

4.确认好骶骨后,向头侧滑动探头——滑动探头时,计数强回声峰的数量,这些强回声是由椎弓板或关节突反射形成的,这样就依照强回声峰的数量找到合适的麻醉水平了(图 4.39)。

5.寻找椎间隙——如果角度正确,探头所扫平面内可以显示椎弓板和小关节面时,腰椎间隙就恰好在椎弓板和小关节突的内侧。将探头向内侧滑动或向内侧倾斜,使声波向内侧发射,这时应该就可以在椎弓板之间看到黄韧带和后纵韧带了(图 4.40)。黄韧带是连接上下椎弓板的韧带,也是硬膜外麻醉进针时产生突破感的那一层组织。

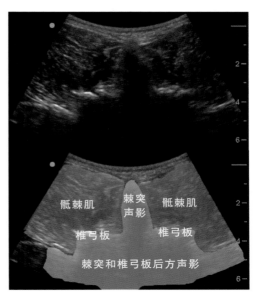

图 4.36 背部中线超声图像。棘突声影是辨认结构的关键。

6.在短轴上找到黄韧带——探头采用横切位,先找到棘突的声影,接着寻找椎弓根,椎弓根是棘突两旁一对水平的强回声线。然后上下移动探头找到关节突(小关节面)。关节突是在椎弓板水平驼峰样的回声,在两侧关节突之间有一条横向的强回

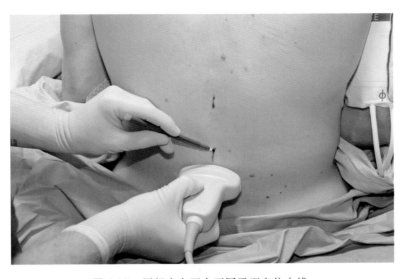

图 4.37 用超声在两个不同平面定位中线。

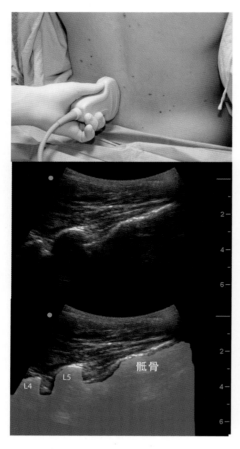

图 4.38 超声旁正中切面图像显示椎弓板和骶骨呈高回声。

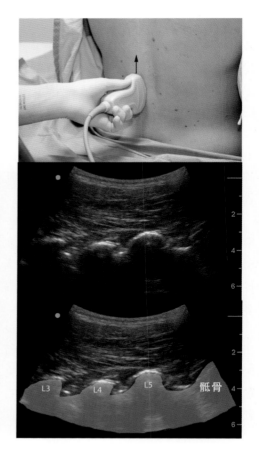

图 4.39 确定骶骨后，椎弓板或关节面的强回声可用于计数正确的椎体水平。

声线,这条线就是黄韧带。在椎弓板/关节突回声的深面,可以看到最深部的是后纵韧带和椎体后部产生的回声。因为后纵韧带的深面就是椎体,所以在后纵韧带后产生了回声中断。各个结构中,黄韧带的位置是最重要的,因为这是进行硬膜外或脊髓内麻醉时在椎间隙进针的位置。要扫描到这个图像,要将探头轻微地向头侧倾斜(图 4.41)。

7.测量皮肤至硬膜外的深度——测量这个深度时用探头的长轴或者短轴都可以。首先按照之前的步骤找到黄韧带及其深面的后纵韧带,接着在超声图像的一侧用超声机的测距仪或者深度标记来测量从皮肤到黄韧带的距离(图 4.42)。

8.确定脊柱旋转的角度——对于肥胖或是脊柱侧突的患者,只靠触诊很难确定脊柱旋转的角度,这时超声就非常有用。在测量脊柱旋转的角度时,先用之前的方法找到棘突,接着在棘突深面大约 3cm 稍外侧寻找椎弓板。正常人椎弓板的回声应当是呈水平的,但是对于脊柱侧弯的患者,需要将探头调整一些角度才可以得到水平的图像。当确保脊柱的图像是竖直的而且椎弓板的图像是水平时,注意探头中点的位置和探头旋转的角度。这样在对脊柱侧弯的患者行硬膜外或脊髓麻醉时,就可以按照探头的角度从探头的中点处进针完成穿刺(图 4.43)。

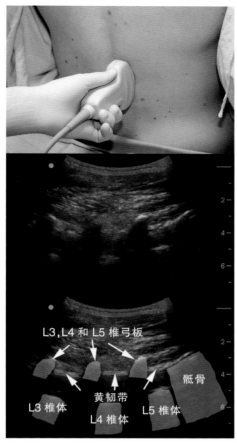

图 4.40 脊柱纵轴旁正中切面超声图像显示黄韧带。

图 4.41 脊柱短轴超声图像,显示棘突之间、黄韧带水平、椎管及后方椎体。

实时超声引导椎管内注射

当操作者可以熟练地应用超声辨认脊柱的各个结构之后,下一步就可以尝试实时超声引导椎管内注射了。

需要注意的是,在进行穿刺时,超声使用的耦合剂绝不可以进入中枢神经系统,即使是无菌的也不可以。为了避免这种情况的发生,可以先在探头前涂抹耦合剂,再将探头用无菌的薄膜包起来,薄膜和皮肤之间则用生理盐水进行接触,这样耦合剂就不会进入中枢神经系统了。

患者体位和仪器

患者依旧采用传统的脊柱屈曲头部紧贴胸口的体位, 这样可以使椎体的间隙完全打开。仪器也与普通硬膜外或脊髓穿刺时相同,探头则采用低频(2~5MHz)凸阵探头。硬膜外麻醉进针过程中判断何时阻力消失进入硬膜腔十分重要。最普通的方法就是一边小心地进针一边试着抽吸针管,或者可以采用新型的 Episure™ 注射器(Indigo Orb Inc,加利福尼亚,尔湾),这种注射器可以自动感知进针过程中阻力的消失。还可以选择的方法就是利用水柱的压力。在患者上方悬挂一袋生理盐水并连接好输液管,将输液管交给助手。当穿刺针头到达黄韧带水平时就将输液管与穿刺针相连,这样在针头突破黄韧带后,生理盐水就会流入硬膜外腔内。当输液管与穿刺针相连时，往往会有一小团空气在管道内，这团空气会随着穿刺针进入硬膜外间隙而在 Tuohy 针内消失。

采用前述方法确认脊柱平面和硬膜外深度。在脊柱旁正中位置放置探头，长轴与脊柱的方向平行，此时应显示椎弓板的回声图像。稍微向下内侧倾斜探头，使足板朝向内侧，同旁正中位硬膜外间隙扫描时一样(图 4.42)。这时超声图像上就可以显示椎弓板及其之间的黄韧带，椎弓板和黄韧带的深面是硬脊膜，这些一般比较容易显示。硬脊膜的深面是后纵韧带产生的强回声线。

也可以一开始就采用横切面（短轴）来扫描椎弓板、硬脊膜、后纵韧带，然后再将探头旋转90°并稍向旁正中侧倾斜，在这个角度操作者可能会更容易辨认各个结构。

当进针方向与探头方向平行时针头的影像在探头所扫描平面内，进针方向与探头垂直时针头的影像则不在所扫描平面内。穿刺针在椎弓板水平进入黄韧带内。进针过程中可以使用 Episure 压力感测注射器或者生理盐水来判断是否进入硬膜外间隙。脊髓麻醉进针的深度要比硬膜外浅，所以一开始练习操作脊髓麻醉会更安全一些。

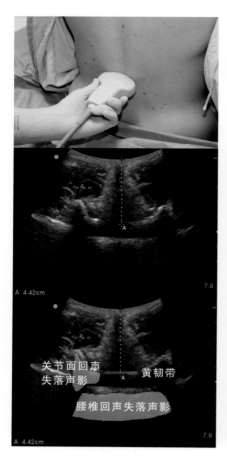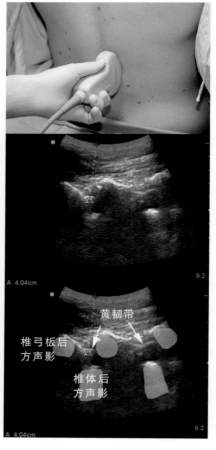

图 4.42 脊柱纵轴和短轴超声图像，显示黄韧带。

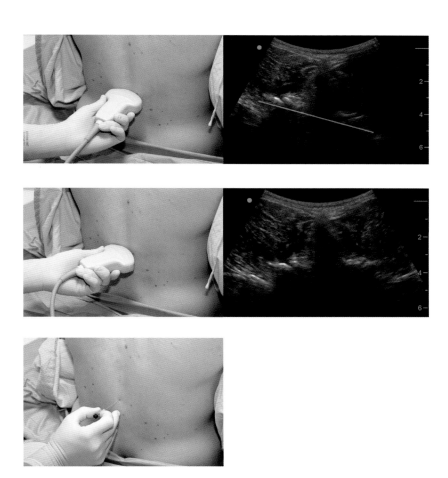

图 4.43　超声可用于确认脊柱弯曲程度。椎弓板的高回声应水平。倾斜探头使椎弓板显示为水平的有助于确认脊柱弯曲程度。

（孙宏　戴欣欣　张玲玲　译）

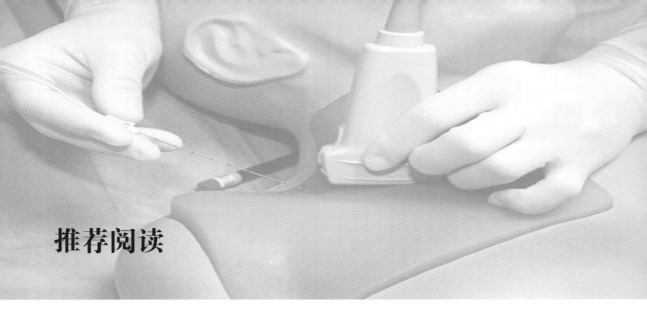

推荐阅读

Tsui B. *Atlas of Ultrasound and Nerve Stimulation-Guided Regional Anesthesia.* Springer; 2007.

Hadzic A. *Textbook of Regional Anesthesia and Acute Pain Management.* McGraw-Hill Professional; 2006.

Gray A. *Atlas of Ultrasound-Guided Regional Anesthesia.* Saunders; 2009.

Boezaart A. *Atlas of Peripheral Nerve Blocks and Anatomy for Orthopaedic Anesthesia.* Saunders; 2007.

Neal JM, Gerancher JC, Hebl JR, et al. Upper Extremity Regional Anesthesia:

Essentials of Our Current Understanding. *Reg Anesth Pain Med.* 2009;34(2):134–170.

Enneking K, Chan V, Greger J, et al. Lower-Extremity Peripheral Nerve Blockade: Essentials of Our Current Understanding. *Reg Anesth Pain Med.* 2005;30(1):4–35.

Neal JM, Brull R, Chan VW, et al. The ASRA Evidence-Based Medicine Assessment of Ultrasound-Guided Regional Anesthesia and Pain Medicine. *Reg Anesth Pain Med.* 2010;35(2):S1–S92.

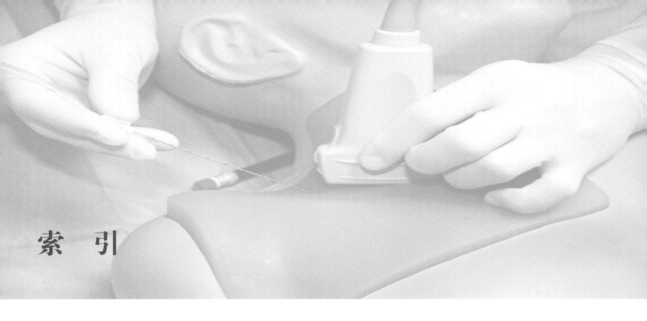

索　引